WELLNESS LITERACY

SPORTS & PHYSICAL LITERACY

LIFE LITERACY

김상국 저

WELLNESS는 더 나은 변화를 위한 건강한 삶이다.

머리말

[Wellness]란 건강에 대한 진화된 새로운 개념입니다. 최근에 선진국에서 건강 리터러시(health literacy) 혹은 웰니스 리터러시(wellness literacy)란 용어가 확산되고 있습니다. "웰니스 소양"이라는 의미는 자신의 건강을 스스로 가꾸어 나가는 개인의 역량인 동시에 책임입니다. 이 리터러시란 개념은 좀 더 인간들의 삶에 적용하는 적극적인 개념입니다. 그리고 삶의 본질이고 소양입니다. 이러한 새로운 건강 및 체육 소양의 문화를 정착하려면, 이것을 보급하려는 열정을 가진 사람들이 많이 늘어나야 합니다.

Wellness란 건강에 관련된 적극적이고 능동적인 활동 과정을 강조하고 있습니다. 그리고 과거처럼 단순히 질병이 있느냐 혹은 없느냐 하는 이분법적 개념이 아니라 다차원적인 새로운 건강에 대한 개념입니다. 다시 강조하자면, 이 Wellness라는 개념은 건강에 대한 다차원(multi-dimension)적이며, 총체적(holistic) 개념을 의미합니다. 그리고 온전한 인간을 강조하는 Wellness는 건강 증진에 대한 적극적이고 동시에 자발적인(spontaneous) 예방활동 과정을 포함하고 있습니다.

이 책의 큰 주제는 [Literacy]입니다. 리터러시란 말은 전통적으로 글을 읽고 쓸 수 있는 능력을 의미합니다. 오늘날 리터러시란 의미는 "어떤 분야에 문제를 해결하고 활용할 수 있는 적극적인 능력"을 의미합니다. 예를 들면, 경제적 소양(economic literacy)의 의미는 수입, 지출, 저축 및 돈 공유에 관한 결정을 내리기 위해 기본적인 경제 개념을 사용할 수 있는 최상의 능력을 의미합니다. 따라서 이 리터러시란 의미는 좀 더 포괄적인 의미를 내포하고 있는 적극적인 능력을 포함하고 있습니다.

필자는 본 저서 [Wellness Literacy: Wellness는 더 나은 변화를 위한 건강한 삶이다.]란 책을 통해서 새로운 건강의 개념을 보급하고자 하는 적극적인 취지를 가지고 출발했습니다. 이 작은 책은 현대인들의 삶에 있어서 매우 유용한 가치를 지니고 있다고 자부심을 느끼면서 준비해 온 내용들입니다.

이 책의 첫 번째 주제는 [Wellness Literacy] 즉, 웰니스 소양입니다. 큰주제 아래 3가지 작은 소주제로 분류하였습니다. 첫 번째 소주제는 Wellness 생각하기, 둘째, Wellness 실천 Ⅰ, 셋째, Wellness 실천 Ⅱ로 나누어 소개하고 있습니다.

필자가 어려운 단어인 [Wellness Literacy]를 큰 주제로 삼은 것은 우리나라 사회의 자살률 문제가 심각하기 때문입니다. 이미 대한민국이 OECD 국가 중 자살률 순위가 1위를 위치한 지 13년 동안 지속되고 있습니다. 그런데 더 심각한 사실은 최근 우리나라 통계청 발표에 의하면 10대와 30대 사이의 사망원인 1위가 바로 자살입니다.

자살의 원인은 무엇일까? 곰곰이 살펴보면 격변하는 시대에 잘 적응하지 못하여 생기는 좌절과 절망에서 기인된다고 봅니다. 그리고 이들은 현실에서 어려운 일이 생기면 쉽게 포기하려는 습관이 생기게 됩니다. 삼포 세대(연애, 결혼, 출산 포기)로 시작된 유행어가 오포 세대(연애, 결혼, 출산, 취업, 내 집 마련 포기), 칠포 세대(연애, 결혼, 출산, 취업, 내 집 마련, 인간관계, 희망 포기), 구포 세대(연애, 결혼, 출산, 취업, 내 집 마련, 인간관계, 희망, 건강, 외모관리 포기), 십포 세대 혹은 완포 세대, 즉 구포를 포함한 꿈과 희망이 없어 스스로 비관하여 삶을 포기하는 것을 의미합니다. 이러한 부정적 신종어가 남발되고 있는 암울한 시대 속에 살아가고 있습니다.

특히 필자는 세계 1위인 대한민국의 이러한 자살 현상으로볼 때, 건강하지 못한 젊은이들이 많다는 것에 한 사람의 교육자로서 무척 가책을 느낍니다. 이들은 자신의 나라에서 꽃을 피워보지도 못하고 생을 마감합니다. 이것을 개선하기 위해서는 전 국민이 이 [Wellness] 운동을 전개해 나가야 합니다.

이 책의 두 번째 주제는 Sports Literacy(스포츠 소양)입니다. 인간은 누구나가 스포츠 활동을 할 수 있는 권리가 있습니다. 스포츠는 특별한 사람들만 즐기는 것이 아니라 남녀 누구나 참여가 가능합니다. 대한체육회는 엘리트체육과 생활체육이 하나로 통합되어 있습니다. 예를 들어 사이클을 즐기고 있는 분은 대한체육회 산하 사이클 연맹의 한 가족이 됩니다. 그 연맹에서 서로 돕고 배우고 소양을 넓혀 나가야 한다는 의미에서 스포츠 소양으로 해석하시면 되겠습니다.

하지만 스포츠 현장에서 간혹 편 가르기 식으로 스포츠 연맹이나 협회를 운영하게 된다면, 이것은 스포츠 소양이 아니라 스포츠 맹(Sports Illiteracy)이 된답니다. 경기 현장도 마찬가지입니다. 어떤 심판이 돈으로 매수당하거나 혹은 부정적인 것들이 개입된다면 이것도 스포츠 맹이 되는 것입니다. 따라서 스포츠 소양이란 스포츠의 본질적인 것을 포함하고 있다는 사실을 잊지 말아야 합니다. 스포츠 소양이 결핍된다면, 그 조직은 정상적인 조직이 되지 못할 것입니다. 누구나가 자유롭게 스포츠 동아리 활동을 하고, 스포츠 소양을 넓혀 나가는 분위기는 스포츠를 스포츠답게 만들어 가는 길이라고 봅니다.

세 번째 주제는 Physical Literacy(체육 소양)입니다. 체육 소양의 본질은 인간이 일생 동안 신체활동을 스스로 구사할 수 있는 적극적인 능력을 키우고 신체활동을 통해 진정한 행복을 찾아가는 데 있습니다. 이러한 활동들은 어린아이나 청소년에게 각기 다른 신체 활동 스포츠나 각종 운동을 지속할 수 있는 자신감을 줄 뿐만 아니라 평생 운동과 스포츠로 연결이 됩니다. 결과적으로 체육 소양은 삶의 질과 연관되는 것입니다. 경제 수준이 높아질수록 스포츠나 신체적 활동이 우리의 문화생활에 차지하는 비중이 높아지기 때문입니다.

필자가 지금까지 고민해 온 것은 청소년들의 체력이 가장 심각한 문제입니다. 덩치는 커졌지만 체력은 약골 수준입니다. 필자가 작년에 일본에 방문했을 때 오후 3~4시경에 수영장을 방문할 기회가 있었는데, 그곳에는 중고등학생들로 꽉 차 있었습니다. 그 시간 때에 우리나라 올림픽 수영장에는 주부들이 수영을 즐기고 있습니다. 우리나라 청소년들은 방과 후만 되면 학원으로 달려가지만, 일본 학생이나 선진국 학생들은 운동부에 참여하여 운동을 즐기고 있습니다.

마지막 주제는 [Life Literacy]라는 주제를 소개합니다. 그동안 필자가 삶의 현장에서 보고 느끼고 그리고 직접 체험 한 것들을 글로 표현한 내용들입니다. 몸과 마음의 부분적 균형이나 한쪽으로 편협된 균형이 아닌, 신체, 정신, 정서, 지적, 사회적으로 조화와 균형된 인간상을 상상하면서 이 책을 마무리했습니다.

뒤안길을 잘 관찰해 보면, 아직 발생되지도 않은 일에 늘 초조하고 불안하게 보냈던 사건들이 많이 있다는 사실을 알게 되었답니다. 이것을 나는 "미래염려증"이라고 부르고 싶습니다. 그렇습니다. 건강도 마찬가지입니다.

우리들에게 왜 사느냐고 묻는다면, 어떻게 대답해야 하나요? 자신의 건강에 대해 큰 의미를 두지 말고 그저 잠 잘 주무시고, 밥 잘 드시고, 그냥 적당히 움직이면 됩니다. 건강에 대해 너무 복잡한 의미를 부여하지 말기 바랍니다. 그러면 또 하나의 염려만 늘어나게 될 뿐입니다.

건강은 특별한 약을 먹거나, 특별한 음식을 섭취한다고 해서 개선되는 것이 아닙니다. 몸과 마음이 모두 평안해야 합니다. 최근 여러 언론 매체에서 건강에 대한 프로그램을 경쟁적으로 다루고 있는 실정입니다. 이러한 생각은 사람들을 더 염려하게 만드는 계기가 됩니다. "난 저것을 할 수 없는 형편인데"라고 또 다른 염려를 만들어 내지요. 또한, 자신은 남들보다 특별하게 더 잘 먹어야 하고 더 좋은 음식을 섭취해야 하고, 특별히 헬스클럽에서 규칙적으로 운동해야 한다는 생각 때문에 하루의 삶에 만족 못 하여 또 다른 초조와 불안이 생기게 되지요.

분명한 사실은 특별한 것에 의존하기보다는 [Wellness]가 강조하는 5가지를 실천하여 습관화 하기를 바랍니다. 오드리 헵번(Audrey Hepburn)의 말처럼 생각하고 실천한다면 아름다운 인생이 되지 않을까요? 이 속에 Wellness의 철학이 잘 담겨져 있습니다.

"아름다운 얼굴을 가지려면 남을 사랑하고,
아름다운 눈을 가지려면 남의 좋은 점만 보고,
아름다운 손을 가지려면 남을 위해 일하고,
아름다운 몸매를 가지려면 내 음식을 가난한 이웃과 나누라.
우리는 나이가 들면 손이 두 개라는 사실을 깨닫게 되는데,
하나는 나를 위한 손이요, 또 다른 하나는 남을 위한 손이다."

이 글을 읽는 모든 독자들의 삶의 질이 나아지고 건강한 삶으로 살아가기를 축복합 니다. 졸필을 끝까지 읽어 주어서 감사를 드립니다. 마지막으로 다음의 짧은 글을 소개합니다. 이 짧은 글 속에 필자가 소개하려는 책 내용이 잘 녹아져 있습니다.

한번 사는 인생(You Only Live Once),
온전한 건강을 유지해나가는 것은,
우리들이 지키는 가장 고귀한 책무다.
오래된 질병은 아름다운 삶을 빼앗아 가지만,
온전한 건강은 만족과 기쁨을 잉태한다.

삶의 만족 기쁨은 삶의 질을 높이지만,
잘못된 생활습관은 삶의 질을 훔쳐간다.
이 책의 주제는 리터러시(Literacy)다.
리터러시는 건강한 습관을,
건강한 습관은
그대의 온전한 건강을 만들고,
행복과 삶의 질을 높여 나간다.

건강은 몸닦달로부터 생기고,
삶 속에 비움과 채움을 통해,
균형과 조화 그리고 배려와 겸손은,
사회를 더 건강하게 만드는 [Wellness]의 본질이다.

참 행복은 건강에서 출발되고,
누구나가 건강할 권리가 있다.
건강한 삶의 가장 기본이 Wellness 실천이다.
이것이 바로 [Wellness Literacy]다.

정직한 땀과 노력으로 만들어지는 스포츠는
감동과 기쁨 그리고 열광의 핵이 된다.
이러한 열정을 만드는 것이 [Sports Literacy]다.

체육은 하루를 짧게 하지만.
체육을 통한 실천은 인생을 길게 해준다.
[Physical Literacy]는 튼튼한 청소년들을 만든다.
청소년들은 대한민국의 미래다.

삶의 소양[Life Literacy]이란
선진국 국민을 만든다.
건강한 국민으로 대한민국을 더 건강하게 만들어 가자.

2018년 8월 10일
凊河/ 김상국 /교수/ 교육학박사

차례

PART 01 Wellness Literacy

Chapter 1 Wellness 생각하기

Chapter 2 Wellness 실천하기 I

Chapter 3 Wellness 실천하기 II

PART 02

Sports Literacy

PART 03
Physical Literacy

PART 04
Life Literacy

부록

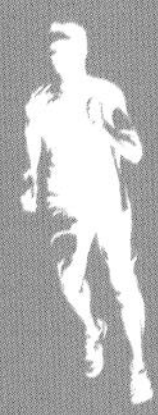

PART 01

Wellness Literacy

몸과 마음이 다시 깨어난다, 웰니스

Wellness Literacy(웰니스 소양)이란 인간이 적절한 건강 결정을 내리는 데 필요한 기본적인 건강 정보와 서비스를 얻고, 처리하고, 이해할 수 있는 "행동적인 역량"이라고 정의된다. 웰니스를 실천하는 능력 있는 사람은 과학에 기초한 건강이나 피트니스 개념에 대한 강력한 기반을 갖추고 있다. 그리고 보다 신뢰할 수 있는 웰니스의 자원을 선택하여, 최상의 건강을 만들어 가는 능력을 의미한다.

Wellness는 '실천과 변화'를 이끌어 내는 응용 학문 분야이다. Wellness란 항상 지·정·의(知情意)의 균형 잡힌 사고를 습관화해 나가야 한다. 지(知)라는 것은 Wellness가 무엇인지 먼저 이성적으로 직접 깨닫고, 분별하고, 이해하고, 성찰한다. 정(情)은 감성적으로 수용하여 기뻐하는 것을 통해 열정을 만든다. 의(意)는 자신이 의지적으로 삶에 직접 적용해 나가며 실천하는 행동이다.

Wellness 철학에서 강조하는 '건강한 삶'을 소망한다면, 많은 시간과 노력의 실천이 수반되어야 한다. 만약 순간적인 깨달음에 머문다면 우리가 기대하는 건강한 삶이나 삶의 질 향상과는 거리가 멀어진다. 건강한 삶을 원한다면, 건강한 사람처럼 행동하고 실천해야 비로소 그 결과가 난다. Wellness의 시작은 작은 한 걸음부터이다.

소박하게 출발한 작은 걸음이 차근차근 멈추지 않고, 최상의 건강(optimal health)을 향해 힘차게 걸어가야 한다.

Wellness란 분명히 건강에 대한 진화된 새로운 개념이다. 최근에 건강 리터러시(health literacy) 혹은 웰니스 리터러시(wellness literacy)란 용어가 소개되고 있다. 리터러시라는 의미는 "인간들이 일생 동안 스포츠나 체육 그리고 자신의 건강을 구사할 수 있는 적극적인 능력"을 의미한다. 이 리터러시란 개념은 좀 더 인간들의 삶에 적용하는 적극적인 개념이다. 이러한 새로운 건강 및 체육 문화를 정착하려면 이것을 보급하려는 열정을 가진 사람들이 많이 늘어나야 한다.

제1부에서는 다음과 같이 3장으로 분류했다. 제1장은 Wellness 생각하기, 제2장은 Wellness 실천 I, 마지막 3장은 Wellness 실천 II 순으로 나누어 소개하였다. 제1부 웰니스 소양을 통해 더 나은 건강을 가꾸어 나가길 소망하고 싶다.

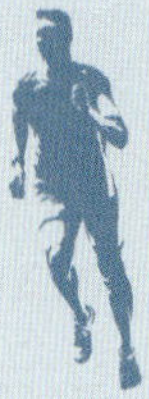

CHAPTER 1

Wellness 생각하기

W·E·L·L·N·E·S·S·L·I·T·E·R·A·C·Y

생각은 운명을 만드는 출발이다.

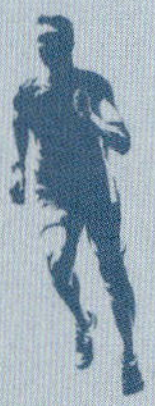

운동습관은, [Wellness]의 질을 높인다.

운동습관은 Wellness의 핵심 요소이다. 운동은 질병을 치료하는 '처방약'인 동시에 '예방약'이기 때문이다. 운동습관은 단련을 통해 만들어진다. 단련은 인내를 만들고 또, 튼튼한 몸을 선물한다. 단련이라는 시련이 오면 온전히 기뻐하라. 단련이 여러분의 삶의 질을 높이기 때문이다.

Wellness 행동 습관은 치료와 예방 과정을 다 포괄하고 있기 때문에 건강에 대한 총체적 행위이다. 생활습관 중 운동습관은 Wellness 과정에서 선택적인 사항이 아니라 필수사항이다. 최근 많은 연구에 따르면 운동은 우리들에게 질병예방적인 요소뿐만 아니라 치료의 효과도 있다고 밝히고 있다. 또한 많은 연구를 통해 운동이 암 발병을 줄일 수 있다는 결론에 도달했다. 따라서 이제부터 '우리가 운동을 왜 습관화하여야 하는가?'에 대해 자세하게 인식하여야 한다.

규칙적인 운동이 건강한 생활습관을 유지하는데 도움 된다는 사실은 이미 누구나가 아는 상식이다. 특히 규칙적인 운동 습관은 포화지방(동물성 지방)의 섭취를 막고, 식물 섬유질을 소화하고 담배를 끊는데 도움이 된다. 나아가 규칙적인 운동은 균형 있는 몸(body)을 유지하는데 효과적이다. 또한 인체의 비만이 암세포의 성장에 나쁜 요소로 작용한다는 것은 이미 증명된 바 있다.

결과적으로 규칙적인 신체활동은 양호한 건강에 상당히 좋은 점으로 작용한다는 것이다. 심장과 폐 등의 순환기 계통의 기능을 강화할 뿐 아니라 몸무게를 줄이고 에너지를 늘리며, 혈액 순환이 좋아져 기분 좋은 상태를 만들어 준다. 그리고 규칙적인 운동의 효과는 운동을 시작한 지 얼마 안 되어도 정직하게 몸에 나타난다. 규칙적인 운동습관은 다음과 같은 여러 이점을 제공한다.

규칙적인 운동 습관이 뇌를 최상으로 만들어 준다.

운동이 뇌 가소성(plasticity)을 높여 준다는 연구결과는 이미 많이 쏟아져 나왔다. 특히 하버드 의과대학의 존 레이티(John J. Ratey) 교수는 규칙적인 운동을 하면, 뇌는 스스로 어떤 이상이 있는 부분을 고친다고 강조한다. 또한 규칙적인 운동은 뇌를 가장 바람직한 방향으로 변화시켜 준다. 그 뿐만 아니라 사고력을 증진해주며 긍정적인 감정을 만들어 준다. 나아가 삶의 의욕을 높여 준다고 주장한다.

왜 운동을 하면 뇌가 똑똑해 질까?

뇌는 1,000억 개의 뉴런으로 구성되어 있다. 뉴런은 수백 종의 화학물질을 이용해 서로 신호를 주고받으며 의사소통을 한다. 이러한 의사소통이 이루어지는 공간이 세포 가지들의 연결부위인 시냅스다. 운동을 하게 되면 뇌 혈류량이 증가되어 새로운 뇌혈관도 형성되지만 전반적으로 뇌의 건강과 기능이 향상된다. 새롭게 형성된 뇌의 혈관들은 피의 흐름을 활발하게 하여 뇌세포 생성을 활성화하여 각종 신경전달물질들을 효과적으로 전달하게 한다.

최근 많은 연구들에 의하면 신체활동은 노르에피네프린, 도파민, 세로토닌 같은 신경전달 물질을 증가시킨다고 밝혀졌다. 이러한 뇌의 호르몬들은 사고의 집중력, 정서적인 안정을 높여주어 운동 후 공부를 하게 되면 효과적인 학습이 이루어지게 된다. 또한 사고와 감정을 조절하는 호르몬 분비를 촉진하고 뇌 속의 화학적 균형을 맞춘다.

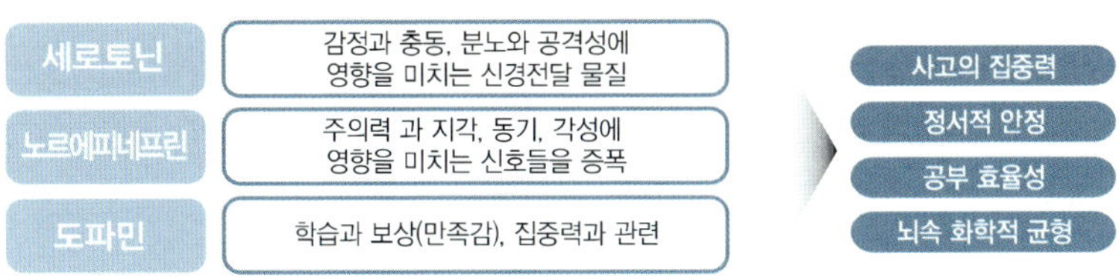

규칙적인 운동은 뇌의 해마(hippocampus)에 있는 치아이랑(dentate gyrus) 영역의 신경세포들을 활성화한다. 이러한 활성화로 인해 노화성 기억력 감퇴를 저지하는 역할을 한다. 특히 규칙적인 운동은 뇌 성장인자의 분비를 촉진해 새로운 신경세포를 생성하게 한다. 이 뇌 성장인자(BDNF : Brain-derived neurotrophic factor)란 세포의 다양한 활동을 관리하는 소형 단백질로, 세포가 성장하고 결합하는 것을 도와준다. 그리고 이것은 새로운 줄기세포들이 신경세포로 바뀌는 데 비료 같은 역할을 한다.

결과적으로 규칙적인 운동은 뇌세포를 젊고 활기차게 만든다. 또한 이러한 활동은 뇌세포를 풍성하게 만들어 외부의 어떠한 요구에도 잘 대응할 수 있는 기능을 증진시킨다. 따라서 운동습관은 뇌의 학습효과를 최대로 만들어 주기 때문에 공부를 하는 학생들에게는 운동이 선택사항이 아니라 필수 요소이다.

규칙적인 운동 습관은 암과 같은 질병예방이나 치료에 효과적이다.

최근 연구 발표에 의하면 운동이 암세포를 억제한다는 메커니즘을 발견했다. 운동은 지방을 효과적으로 연소해 주기 때문에 암세포의 성장을 억제한다. 이 효과로 운동이 암 예방이나 암 치료에 특효약이라고 발표했다. 세계보건기구(WHO, 2011)에서도 일주일에 150분 이상 운동을 하면 유방암과 대장암 위험성을 낮춰준다고 밝혔다. 또한 일주일에 150분 이상 운동을 하면 몇몇 암 발생을 줄일 수 있을 뿐 아니라, 당뇨병과 심장 질환의 위험성도 줄일 수 있어 각 나라의 보건 당국은 국민들이 충분히 운동할 수 있도록 정책을 펼쳐야 한다고 강조한다.

과거에 있어서 운동과 질병과의 관계의 연구는 주로 심혈관계 질환이나 골다공증과 같은 분야에 관심이 있었지만, 최근에는 운동과 암의 메커니즘을 규명하기 위한 연구가 지속적으로 발표되고 있다. 특히 마이어하트(Meyerhardt) 동료들의 연구에 의해서 신체적 활동의 증가는 유방암이나 대장암을 예방하는데 유의한 방법임이 발표되었다. 이 밖에 많은 연구자들은 다른 암들과 운동 관계에 대하여 지속적으로 관찰하고 있다. 따라서 운동이 암세포들을 억제한다는 유의미한 결과도출과 그 기전의 발견은 암과 관련해서 운동의 중요성을 더욱 부각시켜 준다.

암 종류	운동이 주는 암 예방 및 치료 효과에 대한 메커니즘
유방암(Breast cancer)	운동이 여성의 유방조직에 에스트로겐이 미치는 영향을 감소시킴. 체내 지방 연소 효과.
전립선암(Prostrate cancer)	운동이 호르몬 레벨을 조절함. 체내지방 연소 효과.
대장암(Colon cancer)	운동이 소화 과정에서의 시간을 단축함으로써 암을 유발하는 원인물로부터의 노출시간을 줄여줌. 체내 지방 연소의 효율성.
결장암(Colorectal cancer)	높은 수준의 인슐린 혹은 인슐린 유사 성장인자와 관련됨.
자궁암(Endometrial cancer)	여러 호르몬 노출과 높은 수준의 에스트로겐・인슐린 증가와 관련됨.
탈 갱년기의 유방암 (Post-menopausal breast cancer)	여성들에게 폐경 이전에는 난소가 에스트로겐의 주공급원이었지만, 폐경 이후에는 fat tissue가 주요 공급원이 됨. 비만한 여성은 그렇지 않은 여성에 비해 에스트로겐 수준이 50~100%까지 높음.
신장암(Kidney cancer)	sex steroids, androgen, estrogen 노출의 증가.

대부분의 암들은 비만이나 신체적 활동 부족, 그리고 운동 결핍과 관련이 높다고 설명하고 있다. 결론적으로 암 환자들에게 적절한 운동을 권장하는 이유도 삶의 질을 높여주기 위해서다.

100여 가지가 넘는 암의 종류와 환자들을 위한 수많은 치료방법들이 있다. 또 치료기간 중 치료에 따른 개개인의 여러 반응과 부작용 때문에 암에 대한 운동 가이드라인을 단순하게 정할 순 없다. 암 환자를 위한 운동 처방은 암의 종류, 치료 중인 프로토콜, 치료와 결과에 따른 신체적, 정서적인 개개인의 반응들, 기초 체력과 수많은 부작용에 대한 대처능력, 특히 골절 예방을 위해 뼈로의 전이가 있는지 의학적 전문가에 의해 사전에 고려되어야 한다. 결론적으로 규칙적인 운동습관은 나이가 젊을수록 매우 중요한 가치를 지니며, 삶의 질과 최상의 건강을 만들어 가는데 매우 중요한 일이다.

규칙적인 운동 습관은 심리적 건강에 큰 영향을 미친다.

최근 많은 연구에 의하면 규칙적인 운동습관은 정신적, 정서적, 사회적 건강에 긍정적인 효과를 준다고 규명한다. 앞서 언급한 3가지의 주요 뇌 신경전달물질이 분비되어 정서적으로 더 안정시켜 주는 동시에 자아 존중감에도 많은 영향을 준다고 한다.

규칙적인 운동습관은 몸과 마음(somatics)의 심신 일원론적 입장에서 볼 때 심리적 건강이 곧 신체적 건강과 상호 관련이 있다. 심리적 건강이란 건강의 정신적, 감정적, 사회적, 그리고 영적인 모든 영역을 포함한다. 이것은 사람의 실수한 과거에 대하여 의도적이든 비의

도적이든 사과하거나 해석사이에서 복잡한 연계의 결과로 나타난다. 심리적으로 건강한 사람들은 감정적, 정신적, 사회적, 지적, 그리고 영적으로 회복력이 높다. 이러한 사람들은 비록 넘어질지라도 대부분 적절한 방법들로 좌절과 역경들에 잘 대응해나간다. 이렇게 심리적으로 건강한 사람들의 특징은 다음과 같다.

- 자기 자신에 대해 좋은 느낌을 품는다.
- 다른 사람들과 함께 편안함을 느낀다.
- 긴장과 두려움을 제어한다.
- 삶의 수요들을 충족시킨다.
- 증오와 죄책감을 제한한다.
- 긍정적인 인생관을 유지한다.
- 다른 사람들의 삶을 격상시킨다.
- 자신을 웃게 만드는 것들에 대해 존중한다.
- 다양성을 소중하게 생각한다.
- 자연과 더불어 존중하고 감사하게 여긴다.

이런 심리적 건강과 Wellness를 달성하기 위해 복잡한 과정들이 수반되지만, 최근 연구들은 규칙적인 운동이 심리적 건강에 긍정적인 영향을 미친다고 주장한다. 따라서 운동을 통해서 얻어지는 심리적 건강은 정신적, 감정적, 사회적, 그리고 영적 건강 모두에 영향을 미칠 것이다.

운동이 주는 심리적 효과는 운동습관을 통해 얻어진 성취감 때문이다. 운동은 많은 실패를 경험하면서 습득되는 것이 대부분이기 때문에 성취감의 기회가 많다. 예를 들면 우리가 자전거 타기를 습득하려면 수도 없이 넘어지는 경험 후 정상적으로 타게 되는 것이 바로 좋은 예가 될 것이다. 결국 운동습관을 가진 사람들은 성취 경험이 많아져 자존감이나 자기효능감이 높다. 이것은 결국 개인의 삶에 자신감으로 연결된다. 결론적으로 운동은 많은 실패를 통해 성취감을 경험하게 되는데 이 작은 성취감들이 쌓이면 자존감, 자기효능감, 자신감 같은 건강한 자신감을 형성하게 된다.

운동은, 스스로 흘리는 땀으로
건강한 자신감을 만든다.
또한 건강한 자존감은,
그 어떤 스펙보다 더 강하다.

특히 조그마한 대회나 큰 대회에서 우승을 한 경험이 있는 선수는 더욱 그렇다. 이러한 경험들은 청소년 시기에 보약을 먹는 것보다 더욱 값진 것이다. 왜냐하면 할 수 있다는 자신감이 다른 새로운 도전에도 전이(transfer)가 되기 때문이다. 운동습관은 자신과의 싸우는 훈련을 제공해 준다. 예를 들면 스포츠의 모든 운동 동작들은 끊임없는 반복적 동작을 통해야 한 가지의 기술로 완성이 된다. 바로 이때에 자신과의 싸움에서 이기는 자가 올바른 운동습관을 얻는다.

바른 운동 실천의 7가지 습관

우리가 평생 동안 지속적이고 효율적인 운동 습관을 가지려면, 다음과 같은 7가지 운동 수칙을 준수하여 실천에 옮기는 것이 바람직하다. 대부분의 사람들은 자신의 생활방식을 변화시킬 수 있다고 믿는다. 건강 증진을 위해서는 올바른 운동 습관이 몸에 익숙해져야 한다. 다음과 같은 올바른 운동의 7가지 습관에 익숙하지 않은 사람들은 꾸준한 자기 연습을 통하여 운동 습관을 개선하는 것이 바람직하다.

① 자기 체력 지수를 확인하고 알맞은 운동 방법을 택하라.
② 운동을 실천하면서 높은 운동 효과를 상상하라.
③ 점진적으로 운동량과 운동 강도를 늘려라.
④ 규칙적이고 지속적으로 운동을 실시하라.
⑤ 개개인의 몸에 알맞은 운동을 택하라.
⑥ 운동 실행에 대한 구체적 단기 목표를 세워 실행하라.
⑦ 피곤할 때는 운동을 피하고 적절한 휴식을 취하라.

(1) 자기 체력 지수를 확인하고 알맞은 운동 방법을 택하라.

운동이 건강증진을 위한 전부가 될 수는 없다. 운동이 지나치면 오히려 몸을 망치게 되고, 골병을 들게 하며 건강 증진에 대하여 역효과를 가져올 수도 있기 때문이다. 그러므로 우리는 자신의 체력에 알맞은 운동 방법을 선택해야 한다. 여기서 체력이라 함은 행동 체력 즉, 움직임에 필요한 능력 정도를 의미한다. 예를 들어 심폐 지구력이 좋은 사람은 그렇지 못한 사람보다 더 많은 일을 하고도 더 적게 피로를 느낀다.

향상된 심폐 지구력은 신체 활동 중 에너지 효율을 높여 생산성 향상에도 도움이 된다. 우리가 주변에서 자신의 심폐 지구력이나 체력을 측정해 볼 수 있는 방법은 아주 간단하다. 여러분들은 누구나 자신이 살고 있는 곳 주변의 야산을 등산해 본 경험이 있을 것이다. 산의 중턱 정도를 오르고 있을 때 숨이 턱까지 올라온 사람은 심폐 지구력이 떨어지는 사람이고, 다리에 무척 힘이 드는 사람은 근지구력이 상대적으로 약하다는 것을 의미한다. 따라서 자기 체력 지수를 정확히 알고 자기 몸에 알맞은 운동방법을 택하는 것이 바람직하다고 본다.

체력 지수가 아주 높은 사람 즉, 건강이 매우 탁월한 사람들은 즐거운 마음으로 자기가 좋아하는 운동이나 스포츠를 즐기는 것이 좋다. 그러나 노약자나 평소에 건강하지 못한 사람들은 반드시 의사로부터 진단을 받은 후, 운동에 참여하는 것이 바람직하다.

(2) 운동을 실천하면서 높은 운동 효과를 상상하라.

운동을 실천하고 있는 사람들은 운동이 건강 증진과 면역 기능을 강화하여 질병을 예방시켜줄 것이라는 높은 기대를 가지고 행동하는 것이 바람직하다고 본다. 최근 수많은 연구 결과에 의하면 성인병의 예방은 적절한 운동과 깊은 관계가 있다고 발표되고 있다. 그리고 고혈압, 당뇨병, 뇌졸중, 암 등의 현대병들은 적절한 운동량과 높은 상관관계가 있다고 보고되고 있다.

과학자들은 두뇌 연상이라는 새로운 기술을 이용하여 기적을 일으키는 수많은 생물학적 구조들을 밝혀내고 있다. 그리고 이 구조들을 통해 생각과 신념, 또는 갈망이 몸 안의 세포나 신체 조직, 기관에 화학적 작용을 가해 변화를 일으킨다는 사실을 발견하였다(1998, New York Times). 이는 운동을 실천함에 있어서 그 행동에 가치 있는 의미를 부여하면, 매우 효과적인 결과를 볼 수 있다는 것이다. 그러므로 우리는 운동을 함에 있어서도 고상한 목적, 불변하는 높은 목적을 가지고 해야만 할 것이다. 또한 운동 중에는 매우 신중한 자세가 필요하며, 동시에 즐겁게 실행하는 것이 좋다.

(3) 점진적으로 운동량과 운동 강도를 늘려라.

운동은 처음 시작할 때는 운동 강도를 약하게 시작하여 점진적으로 그 부하량과 운동 강도를 늘리는 것이 바람직하다. 또한 자신의 나이와 체력수준에 맞도록 적절하게 운동량을 조절해 나가야 한다. 이러한 실천은 운동상해를 예방하고 운동의 효과를 극대화하기 위해서 필요하다. 과도하거나 급격하게 운동 강도를 높이면 근육에 부상을 주거나 심장에 부담을 주게 되므로 초보자는 반드시 이 원칙을 준수하여야 한다.

(4) 규칙적이고 지속적으로 운동을 실시하라.

운동은 꾸준히 규칙적이고 지속적으로 수행하는 것이 운동 효과에 큰 도움이 된다. 운동을 일주일 혹은 2~3개월 동안 실시하였다고 해서 운동 효과가 금방 나타나는 것은 아니다. 운동은 반드시 꾸준하게 실시해야만 하며, 성인들은 일주일에 3~5회 정도, 그리고 하루 20~50분 정도 실시하는 것이 적당하다고 본다. 성인병과 관련하여 운동을 하는 사람들은 최소한 6개월 이상 지속적으로 실시하는 것이 바람직하다. 고지혈증은 고 콜레스테롤과 고중성지방에 직접 관련이 있다. 이때 운동 효과가 나타나려면 중성 지방의 경우는 약 4개월 정도가 걸리고, 콜레스테롤인 경우는 1년 정도 지속적인 운동을 해야만 효과를 볼 수 있다. 따라서 우리는 운동을 규칙적이고 지속적으로 실시하는 습관을 길러야 한다.

"인내는 쓰나 그 열매는 달다."란 말이 있듯이 우리가 운동의 효과를 보기 위해선 지속적인 노력과 인내가 필요하다. 서양 사람들은 주로 "노력 없이는 소득이 없다." (No Pain! No Gain!)란 말은 운동 효과에 비유해서 흔히 사용한다. 인내를 가지고 지속적으로 운동을 실시하면 반드시 좋은 효과가 있을 것이다.

(5) 개개인의 몸에 알맞은 운동을 택하라.

운동은 개개인의 특성에 알맞은 운동 형태, 운동 강도, 운동 지속시간 등을 고려하여 실행하는 것이 바람직하다. 왜냐하면 운동 방법과 운동 강도는 성별, 나이, 체력 정도에 따라 달라져야 하기 때문이다. 성인병 예상 환자 즉, 고혈압이나 고지혈증 증세가 있는 사람들에게 적합한 운동 형태는 걷기, 조깅, 자전거 타기, 수영 등이 있으며, 특별히 신체 접촉이 심한 운동은 삼가야 한다. 운동 강도는 자신의 최대 심박수의 60~80% 수준으로 하되, 심박수 측정이 곤란한 사람인 경우에는 약간 호흡 곤란을 느끼면서 상대방과 대화가 가능한 수준으로 실시하여 점차적으로 늘려나가면 된다.

(6) 운동 실행에 대한 구체적 단기 목표를 세워 실행하라.

운동을 함에 있어서 운동 실행에 대한 구체적이고 세밀한 단기 목표를 세워야 하며, 장기 목표에 너무 의존하지 않는 것이 효과적이다. 장기 목표의 완성은 단기 목표의 축적에 기인한다는 것을 상기하기 바란다. 실천 가능한 목표를 설정하고 스스로 점검할 수 있도록 체크 리스트를 작성하여 잘 보이는 곳에 붙여 두고 실행하는 것이 효과적이다.

구체적인 운동 목표 세우기는 어떻게 해야 하나?

첫째, 목표를 달성하려면 우선 그 목표가 구체적이어야 한다. 운동을 하는 목적에 대하여 물을 경우 일반적으로 '건강 혹은 체형 개선을 위하여'라고 대답하지만, 그것이 예를 들어 심장 질환의 위험성을 감소시키기 위한 것인지, 요통을 없애기 위한 것인지, 혹은 단순히 살을 빼기 위한 것인지가 분명해야 한다. 운동을 통해 얻으려는 것이 무엇인지를 구체적으로 정해야만 그 목표 달성을 위해 가장 적합한 수단을 결정할 수 있다.

둘째, 운동을 실행하는 자가 측정 가능한 목표를 설정하여 실천하여야 한다. 측정 가능한 목표를 세우지 않으면 얼마나 성과를 거두고 있는지를 판단할 길이 없다. 체중 몇 킬로그램, 혹은 허리둘레 몇 인치를 줄이고 싶은지를 정하고 수시로 측정하여 확인하는 것이 바람직하다.

셋째, 우선 자신의 목표에 맞는 운동 프로그램을 택해야 한다. 예를 들어 유연성을 높이는 것이 목표라면 스트레칭이나 요가가 효과적일 것이다. 그리고 주 단위로 실천 위주의 목표를 세운다. 운동을 자주 안 했던 사람들의 행동 위주 목표를 예로 들어 보면, 월요일, 수요일, 금요일, 주 3회 정도 1.5km 걷기, 정한 체조나 운동 매일 하기, 그리고 TV 적게 시청하기 등이 있을 것이다.

넷째, 운동 실천 목표는 반드시 현실성이 있어야 한다. 우리는 운동으로 얻을 수 있는 것과 얻을 수 없는 것이 있다는 사실을 인지해야 한다. 많은 사람들이 비현실적인 목표를 세우고는 기대했던 성과를 얻지 못해 실망하는 경우가 종종 있다. 따라서 운동 목표뿐만 아니라 구체적 행동 계획도 현실적이어야 한다.

(7) 피곤할 때는 운동을 피하고 적절한 휴식을 취하라.

운동은 정신적으로 너무 지쳐있을 때나 육체적으로 너무 피곤할 때는 삼가고 충분한 수면과 휴식을 취하는 것이 바람직하다. 일터에서 누적된 심신의 피로가 쌓여 있다면 운동은 과로를 부추기는 것과 같다. 그러므로 이때는 충분히 휴식을 취하는 것이 건강을 유지하는데 더 효과적이다.

과거 70년대와 80년대의 운동 기본 원칙은 고통과 어느 정도의 피로를 참으며 노력해야 한다고 강조했었다. 이 원칙 때문에 과거 많은 사람들이 몸과 마음의 상처를 받아왔다. 하지만 90년대부터 '아프면 하지말고, 피곤하면 운동을 피하라'는 운동 원칙이 등장하면서 많은 사람들에게 위안과 희망을 주고 있다. 따라서 운동은 몸과 마음을 혹사시키지 않고 즐겁고 기쁜 마음으로 행하는 것이 바람직할 것이다.

운동의 필요성과 운동의 효과

건강증진이란 인간의 최적 건강 상태를 유지하기 위한 삶의 스타일의 변화를 돕는 최고의 예술이자 과학이다.

현대인의 운동과 건강

오랫동안 우리 인류는 질병과 가난, 건강 그리고 인간의 이기성이 어우러진 환경 속에서 생존하여 왔다. 물론 지금도 제 3세계 다수의 국가들은 기근에 허덕이고 있지만 말이다. 그러나 오늘날 대다수 국가들은 과학의 혁명이 자아낸 물질문명의 경험을 거쳐, 계속 새로운 생존 경쟁으로 분주하게 움직이고 있다. 우리가 살아가고 있는 현대사회의 특징은 인류의 풍요로움이라는 순기능뿐 만 아니라, 인간을 큰 기계 군에 연결된 생산 대중으로서, 다시 말해 기계적 조직에 부속된 부품적 존재화로써의 역기능적 측면도 있다.

이 칼럼은 [어우러기]에 소개된 글이다.

따라서 인간은 이 틈바구니에 끼여 군집에 봉사하고 그에 복종하며 살 수밖에 없다. 이로서 인간은 인격의 깊이와 보람, 품위를 상실해가고, 특성 없는 인간으로 보편화되어 간다. 인간의 주체성 상실, 자기 소외의 감정, 도덕적 상실을 야기하는 여러 가지 비정상적인 상태를 만들어 놓았다.

정신적 영역에서부터 신체적 영역에 이르기까지 기계에 빼앗긴 활동 영역의 감소는, 인간으로 하여금 정상적 생활 활동에 필요한 최소한의 신체활동에도 제약을 받게 한다. 이는 운동 부족을 야기하고, 여러 가지 질병을 초래하기도 한다. 예를 들어 과거의 산업이 고도화되기 이전에는 한 개인이 아무런 병의 증세를 보이지 않으면 그 개인은 건강하다고 생각해왔었다. 그러나 이러한 생각들은 사회 구조가 점점 복잡하고 다양화된 현대사회에 들어서는 과거의 건강 개념으로서 해결할 수 없는 어느 한계에 놓이게 되었다.

건강증진이란

인간의 최적 건강 상태를 유지하기 위한 삶의 스타일의 변화를 돕는 예술이자 과학이다. '삶의 스타일의 변화'란 좋은 건강의 습관들을 유지하는 ① 환경을 창출하는 것, ② 행동을 변화시키는 것, ③ 인식을 높이는 노력의 결합을 통하여 촉진시킬 수 있을 것이다. 이 가운데 지속적인 유지 변화에 영향을 끼치는 것이 있다면 환경의 창출일 것이다.

운동의 효과

적당한 운동은 남녀노소 누구에게나 삶의 활력과 에너지원이 된다. 그러나 오히려 지나친 운동은 건강에 역효과를 초래한다는 것을 간과해서는 안 된다. 한 예로, 1983년도 케이브 미켄 박사는 "매일 뛰거나 테니스를 치는 등 운동을 하면 신체에 해롭다"라고 밝혔다. 그의 연구에 의하면, 격렬한 운동을 한 뒤 근육이 이완될 때까지는 48시간이 걸리므로, 주 3회 운동하는 것이 적당하고 바람직하다고 주장한다.

규칙적인 운동이 [생리적 측면에 주는 효과]는

- 심장질환의 위험이 줄어든다.
- 혈압이 낮아진다.
- 혈액의 양이 증가한다.
- 폐의 기능이 좋아진다.
- 뼈의 미네랄 상태가 좋아진다.
- 흡연 습관이 줄어든다.
- 체중이 조절된다.
- 혈당 조절을 통하여 당뇨병을 예방한다
- 근육계가 발달(근력향상) 한다.

운동이 주는 효과는 여러 가지 측면에서 논의할 수가 있다. 물론 그 장점은 연령, 성별에 따라 다소 차이가 있다. 성장기에 있는 청소년의 경우 운동은 성장 발육을 촉진시켜주며, 다양한 운동 경험으로 인해 운동신경을 지배하는 중추 회로를 발달시켜 준다. 성인의 경우

사회적 측면에서 볼 때, 건강한 운동프로그램의 효과는 사람과 사람의 접촉이 빈번함에 따라 서로를 이해하는 사회성이 고취되고, 나아가 노사 간의 갈등을 해소시켜 줄 뿐만 아니라, 애사심 혹은 애교심을 높이는데 중요한 요소로 작용하고 있다.

규칙적인 트레이닝의 효과

그렇다면 일시적이 아닌 규칙적인 운동을 했을 때 생리적인 측면의 유익은 어떠할까? 우선 신경 기관은 협응성과 반사 및 반응 능력이 향상되고 스트레스 역시 감소된다. 심장 기능의 경우 심장의 크기가 변화되어 심실 용적이 증가되므로 심박출량이 증가된다. 또한 혈액량과 헤모글로빈의 증가로 관상 순환 능력이 향상된다.

규칙적인 운동에 참여하게 되면 근육은 어떤 변화를 가져올까? 첫째는, 근육의 크기가 증대하여 힘과 지구력이 좋아지며, 둘째는, 산소부채 능력이 증가되며 아울러 혈액순환 능력이 증대되는 효과를 얻게 된다. 또한 규칙적인 운동은 폐 용적을 크게 변화시켜 호흡량이 증가되고 따라서 호흡기의 효율성이 향상된다. 뼈와 인대 부분에 있어서도 관절의 강도가 향상되며, 아울러 관절 조직이 튼튼해진다.

신진대사 측면에서 볼 때, 신체 지방질이 감소하고, 혈당량이 감소함으로 당뇨병 예방에도 효과가 있다. 이와 같이 규칙적인 운동이 생리적으로 미치는 영향을 감안해 볼 때 개개인이 능동적인 운동 프로그램에 참여하게 된다면 삶의 질을 향상시키는 첫걸음이 되리라 사료된다.

더 풍요로운 인생을 위하여

사람들은 누구나 풍요로운 인생을 희망하고 있다. 하지만 살아가면서 많은 시행착오를 경험하기도 한다. 삶의 지혜의 무게와 연속적인 자기연마가 어우러져, 보다 풍요로운 삶을 이끌어 가게 한다.

최근 세계는 생활수준의 향상으로 건강과 삶의 질적 향상에 대한 욕구가 날로 증가하고 있다. 특히 고령화 사회로 접어들면서 예방의학을 중심으로 한 건강과학의 연구가 더욱 활기를 띠고 있다. 건강하게 수명을 연장하고, 윤택한 삶을 이어가는 것에 관심이 모아지고 있는 가운데 화두로 떠오른 것이 바로 Wellness이다. 건강한 환경 조성과 생활습관 개선으로 보다 더 질 높은 삶을 영위할 수 있다는 믿음이 Wellness의 본질이다. 그럼 Wellness란 무엇을 담고 실천해야 한다는 것인가?

이 칼럼은 삼성생명, [We 매거진]에 소개된 글이다.

며칠 전 필자는 매거진 담당자로부터 웰니스(Wellness)에 대한 원고 청탁을 받고 문득 오드리 헵번(Audrey Hepburn)의 말이 생각났다.

> 아름다운 얼굴을 가지려면 남을 사랑하고,
> 아름다운 눈을 가지려면 남의 좋은 점만 보고,
> 아름다운 손을 가지려면 남을 위해 일하고,
> 아름다운 몸매를 가지려면 내 음식을 가난한 이웃과 나누라.
> 우리는 나이가 들면 손이 두 개라는 사실을 깨닫게 되는데,
> 하나는 나를 위한 손이요, 또 다른 하나는 남을 위한 손이다.

참으로 의미 있는 말이다. 헵번의 이 말속에 바로 웰니스의 철학을 찾아볼 수 있기 때문이다. 타인을 위한 봉사는 자신의 삶에 질적인 풍요로움을 안겨줄 뿐 아니라, 이타적이면서 타인과 더불어 사는 사람으로 한 발짝 다가설 수 있게 해준다. 나이팅게일이나 테레사 수녀, 그리고 아프리카의 소외된 흑인들을 위해 한평생 헌신한 슈바이처 박사 같은 이들이 대표적인 인물일 것이다. 이들은 자신들의 일에 '보람'과 '가치'라는 정신적 비타민을 더했으며, 하나같이 건강한 장수를 누리고, 아름답게 생을 마감했다. 그들이 뿌려 놓은 사랑의 향기는 아직도 우리들의 마음속에 남아 있다.

웰니스란 이와 같이 이웃을 사랑하는 마음과 함께 배려하는 실천적 행동이다. 몸과 마음이 심신의 조화와 생활 속에서 자연스럽게 다져지는 건강이 웰니스의 핵심 키워드라면 바로 이것이야말로 웰니스적 삶의 좋은 본보기이다.

웰니스란 무엇인가?

사실 웰니스가 무엇을 의미하는가? 이 질문에 답하기란 매우 어렵다. 그리고 이 새로운 단어를 우리 언어로 번역하는 것 역시 그리 쉬운 일은 아니다. 굳이 해석을 하자면 '양생' 혹은 '참살이'란 의미와 유사하다고 생각해볼 수 있지만, 받아들이는 사람에 따라 그 뉘앙스가 달라질 수 있기 때문에 원어인 Wellness 그대로 사용하는 것이 바람직하다.

웰니스란 개념은 사람의 생각이 인체에 어떤 화학반응을 일으키는가에 대한 연구에서 비롯되었다. 이미 우리에게 익숙해진 엔도르핀(endorphin)이나 아드레날린(adrenaline), 도파민(dopamine)이란 호르몬이 그 대표적인 예다. 우리들의 생각이 건강 및 삶의 질과 직접 관련이 있기 때문에 몸과 마음을 함께 생각해야 되는 것이다. 이 모두는 '건강에 대한 정의가 무엇인가?'라는 물음으로부터 출발한다.

사실 1940년대에는 체력의 바로미터를 근육에서 찾았다. 그 후 체력을 강화하기 위한 웨이트 운동이 일반화되면서 1960년대부터는 근육에서 심장 쪽으로 옮겨갔다. 때문에 에어로빅이란 유산소성 운동이 전 세계적으로 퍼져 나갔다. 그리고 1980년대부터 토털 피트니스(total Fitness) 혹은 헬스 피트니스(health fitness)라는 단어가 대두하면서 몸과 마음을 따로 분리하지 않고 '건강 증진'이란 측면에서 함께 다루기 시작했다.

그러다 1990년부터 웰니스라는 개념이 학문적으로 정립, 발전하기 시작한 것이다. 결과적으로 웰니스는 종합 체력(total fitness)이라는 개념에서 다중 건강(multiple health)으로 진화되기 시작했다. 즉 웰니스란 신체적, 정신적, 정서적, 지적, 그리고 사회적으로도 건강하고 즐거운 삶을 강조한다, 이는 스트레스를 다스리며, 즐겁고 행복한 삶을 추구하는 것이라 정리할 수 있겠다.

이렇게 발전을 거듭한 웰니스는 삶의 질을 높이는 다각적인 접근방법인 동시에 최상의 건강 증진을 위한 총체적 행위이다. 과거에는 건강이라면 단순히 질병이 없는 상태를 일컬었지만, 최근에는 몸과 마음의 일원론적 입장에서 건강이 정의되고 있다. 즉 몸과 마음이 모두 최상으로 안녕 된 상태(optimal well-being)가 바로 웰니스가 추구하는 방향이다.

몸과 마음(정신, 정서, 영적 웰빙)은 물론 사회적이고 지적이며, 신체적인 요소가 모두 유기적으로 관련되어 있는 진정한 건강에 더하여 이웃을 생각할 줄 아는 성숙한 건강관과 자신의 마음을 잘 다스릴 수 있는 평정심을 만들어가는 태도, 그리고 생활습관병 등을 개선하는 총체적 과정 모두가 웰니스의 범주에 속한다.

삶의 균형, 몸의 욕구에 귀를 기울여라

그렇다면 어떻게 웰니스를 실천할 것인가? 방법론적으로 본다면 크게 신체적 건강 유지, 스트레스 관리, 친환경성 유지라 정리할 수 있는데 모두가 결국은 삶의 균형을 다시금 바로잡는 데서 시작한다. 쉬운 말로 생활습관을 바꾸지 못하면 백약이 무효라는 말이다. 결론적으로 웰니스에서 강조하는 실천이란 바람직한 생활습관을 만들어 가야 한다는 의미이다.

사람은 쉼 없는 움직임을 통해 몸(body)의 건강을 유지하고 이를 통해 건강한 사고를 발현한다. 이는 동서고금을 통달하는 진리이자 생명을 관장하는 자연의 섭리이다. 그런데 현대인들은 고도화된 물질문명과 풍요로움, 급격한 자동화 등의 환경 변화에 기인하여 새로운 생활습관을 갖게 되었고, 그 과정에서 자연의 섭리를 거역함으로써 스스로 위기를 초래하게 되었다.

때문에 웰니스란 단어는 현대인에게 매우 중요한 의미를 내포하고 있다. 일반적으로 웰니스를 질병(Illness)의 상반된 개념으로 이해한다면 질병에 걸려있거나 몸의 균형이 깨어진 상태로부터 완전히 자유로운 몸의 상태(homeostasis)로 회복 또는 유지하는 것이야말로 질병을 예방하거나 질병으로부터 회복하는 가장 빠른 길이기 때문이다.

이렇듯 웰니스가 최상의 건강한 상태, 동시에 최상의 삶의 질(Quality of Life)을 의미하는 매우 포괄적인 개념을 가지고 있는 것이라면, 우리가 눈여겨봐야 할 것이 바로 생활습관(life style)이다. 이미 많은 전문가가 삶의 질을 결정짓는 요소 중 약 80% 정도가 생활습관과 관련이 있다는 주장을 펴고 있다. 따라서 평소에 잘못된 생활습관만 수정한다면 삶의 질을 향상함은 물론 최상의 건강한 상태를 만들 수 있다. 그렇다고 해서 푸성귀만 먹으며 웰빙을 고집하라는 이야기는 아니다.

몸의 특별한 욕구에 귀 기울이는 것이 건강한 삶의 지름길이라는 뜻이다. 생활 속에서 '즐거운 마음'으로 실천하는 건강법을 잘 알고 습관 해 나가야 한다. 이는 스파(spa)를 비롯해 대체의학, 행동요법, 정신수양, 피트니스, 영양섭취, 미용까지 포괄한다. 특히 웰니스족이라

명명되는 이들은 보다 더 쾌적한 환경에서 운동을 하고, 병이나 환경 오염에 대한 관심이 많아 스포츠는 물론 여행에서도 '자연주의 방식'을 강조하는 삶을 선택한다. 따라서 산악자전거, 래프팅 등 자연 속에서 할 수 있는 운동이나 삼림욕이 이들에게 큰 인기를 끌고 있다.

행복한 삶 뒤에는, [건강 습관]이 있다.

어떤 일에 대한 동기는 그 일을 시작하게 하지만, 습관은 그 일을 지속시켜 준다. 인생에서 가장 좋은 행복은 열정을 품고 있는 좋은 습관이다. 좋은 습관의 시작은 좋은 생각이며, 이는 인내를 통해 만들어 진다. 그러므로 좋은 습관은 삶을 더 풍요롭게 이끈다.

행복하고 건강한 사람의 특징은 무엇일까? 그 사람은 좋은 습관을 지니고 있기 때문이다. 습관은 행복의 지름길이며, 인생에 있어 최대의 길 안내자이다. 건강한 사람들의 공통적인 부분은 그들이 건강한 습관을 지니고 있다는 것이다. 반대로 건강하지 못한 사람들을 살펴보면, 반드시 하나 이상의 잘못된 습관을 가지고 있을 확률이 높다. 이 작은 실천을 통해 자신의 건강하지 못한 점을 발견하고, 조금 더 좋은 습관을 만들어 가자. 이 습관은 여러분들의 운명을 바꾸어 줄 것이다. 스코틀랜드(Scotland)의 작가이면서 정치가인 사무엘 스마일스(Samuel Smiles)가 이런 이야기를 했다.

사무엘 스마일스가 강조하는 5가지 단어 중 핵심이 바로 습관이라는 단어다. 필자가 오랫동안 대학에서 학생들을 관찰해 보면, 성공하는 학생에게는 성공의 습관이 있었고, 실패하는 학생에게는 실패하는 습관이 있었다. 이 글을 접하는 독자들도 자신의 삶을 보다 더 보람과 가치 있는 변화를 꿈꾼다면 다음과 같은 3가지의 습관화 법칙을 잊지 말기 바란다.

[생각]의 씨앗을 뿌리면, 행동을 거둔다.
[행동]의 씨앗을 뿌리면, 습관을 거둔다.
[습관]의 씨앗을 뿌리면, 성품을 거둔다.
[성품]의 씨앗을 뿌리면, 운명을 거둔다.

첫째, 자신의 비전을 먼저 설정하고 자신의 것으로 만들어 가려면 반복적인 습관을 가져야 한다. 모든 변화는 반복적인 습관을 통해 만들어진다. 예를 들면, 건강하고 싶다면 규칙적인 습관을 반복해야 한다. 그리고 영어를 잘하고 싶다면 반복적으로 연습을 해야 하고, 피아노를 잘 치고 싶다면 반복적인 습관이 내면화되어야 한다. 어떤 목표를 향해 진행하는 과정에서 너무 쉽게 포기하게 되면, 절대로 좋은 목표를 달성하는 습관을 만들지 못한다.

둘째, 21번의 법칙을 기억하고 내면화시켜 나가기 바란다. 공군 조종사들의 모의 훈련을 통해 21번 반복적으로 훈련받은 조종사들에게 가장 높은 생존율이 나타났다는 통계가 있다. 21의 숫자는 어떤 생각이 대뇌피질에 머물다가 뇌간으로 내려가 자리를 잡는데 최소한 21일의 시간이 걸리는 것을 의미한다. 따라서 무엇을 하든지 목표를 세우고 최소한 21번 정도 반복하면 습관이 될 확률이 높다는 것이다.

셋째, 늘 자신의 자화상을 건강하고 행복한 자화상으로 바꾸기 바란다. 오늘부터 성공적 자화상으로 바꾸고 매일 아침에 거울을 보고 자신에게 "난, 축복받는 사람이다." "내가 계획한 모든 것은 잘 이루어질 것이다."라고 늘 긍정적인 사고의 습관을 만들어 나가길 소망한다.

어떤 습관을 지니고 있느냐는 그 사람이 '건강한 사람' 혹은 '건강하지 못한 사람'으로 구별된다. 「습관의 힘」이란 책에서 성공을 거둔 정치가, 의사, 사업가, 음악가와 세일즈맨에게는 분명히 공통점이 있었다고 한다. 이러한 공통점은 여러분들이 생각하는 좋은 학벌이나 스펙 등이 아니라 '좋은 습관'에 있었다고 한다. 좋은 습관을 지닌 사람들은 시간 관리를 잘하게 되고, 자기 자신의 통제력도 높다. 이렇듯, 자신의 생활을 성공적으로 잘 꾸려나가는 사람들은 자기 통제력이 높은 사람들이다.

본인의 제자 중 한 학생의 이야기를 하자면, 이 학생은 1학년 1학기를 마칠 무렵에 상담을 하며, 경제학을 공부하고 싶다고 했다. 이 학생은 체육학과 1학년 학생인데 말이다. 그래서 이 학생에게 앞으로 하고 싶은 것이 무엇인지 구체적으로 물었다. 학생은 졸업 후 영국으로 유학 가서 경제학을 공부하고 싶다는 이야기를 하였고, 이 학생에게 3가지만 지킬 것을 이야기했다. 첫째, 도서관 불이 꺼질 때까지 앉아 있어라. 둘째, 영어 읽기는 오늘부터 1줄이라도 시작해라. 셋째, 이미 영국 유학생처럼 상상해라.

이 3가지는 저자가 신입 학생들의 면담 때 항상 하는 이야기들이다. 하지만 그 이야기를 꾸준히 실천에 옮긴다는 것은 쉽지 않다. 그러나 이 3가지를 자신의 것으로 습관화함으로써 성공적으로 이끈 학생이 있다. 정확히 이 학생은 학부 졸업을 하고 영국 런던정경대학(London School of Economics and Political Science)에 입학허가를 받고, 3년 만에

2개의 경제학석사와 MBA학위를 받고 연봉 1억이 넘는 직장에 취업했다. 그 후 서울대 대학원 경영학과에서 박사학위를 취득 후, 서울의 모 대학에 교수로 채용되어 1년간 근무한 후, 아일랜드 더블린 대학교(University of Dublin)에 경영학과 교수로 제안받아, 그곳에 재직 중에 있다. 이 학생이 성공하게 된 근본 이유는 바로 자기 통제력이 높았기 때문이다. 그의 신념이 그의 운명을 만들고 있다.

우리 주변에는 불금이나 학교 축제 등으로 마음을 빼앗기는 사례가 많이 있다. 이러한 학생들은 자신을 지키려는 자기 통제력이 다소 낮은 학생들이다. 술집에서 술 마시는 나쁜 습관을 만들어 가고 있는 것이다. 대학생활 동안 이어온 습관은 아랫배가 나오고 생활을 무기력하게 만들고, 대학 생활을 마칠 때 자신의 미래에 대한 중압감이 나타나는 악순환으로 이어진다.

대학은 술 마시는 곳이 아니라 자신의 미래를 준비하는 인생 마지막 학습 장소인데 말이다. 짜인 시간 속에서 생활하던 고등학교까지의 학창시절과 다르게 자신 스스로 만들어가는 시간 속에서 미래를 준비하는데 많은 시간을 보내야 한다. 술 마시는데 보낸 많은 시간들은 자신의 미래 앞에 완전히 빼앗긴 시간이 된다.

또 다른 학생들 중 통제력이 높은 두 학생의 이야기를 소개한다. 이 두 학생은 자신의 목표를 이루기 위해 매주 금요일에는 휴대폰을 꺼둔 채 도서관에서 자신의 미래를 위해 땀 흘렸다. 그 결과로 한 학생은 졸업 후 토익 940점을 얻고, 국내 유명 은행에 취업에 성공한 학생이다. 또 다른 학생은 전교 유학생 선발시험에 1위를 한 후, 교환학생으로 1년을 미국서 보내고, 귀국하여 졸업한 후 누구나가 잘 아는 대기업 취업에 성공한 학생이다. 이 두 명의 역시 체육학과 학생이고 자기 통제력이 높은 학생이다.

어리석은 사람은 항상 결심만 하지만, 지혜로운 학생은 항상 행동으로 옮긴다. 자기 통제력은 사람들의 인생을 변화시키는 원동력이다. 그리고 자기 통제력은 모든 사람들 속에 숨어있는 잠재력을 발휘하는데 필수다. 이것이 바로 습관의 힘이다. 오늘부터 좋은 습관을 만들어 우리 모두가 웃는 얼굴로 행복하게 자신의 미래를 개척해 나가길 축복한다. 행복은 운명이 아니라 자기가 선택하는 것이다.

> "Your beliefs become your thoughts,
> Your thoughts become your words,
> Your words become your actions,
> Your actions become your habits,
> Your habits become your values,
> Your values become your destiny."
>
> -Mahatma Gandhi-

생애주기별 [건강증진] 방안

생애 주기별 건강증진이란 건강할 때 연령대별로 각종 질병에 대한 위험요인을 인지하고, 사전에 미리 예방하는 행동적 실천 행위를 의미한다.

건강 가꾸기는 현대 사회의 핵심 요건이다. 우리나라는 지금도 경제규모가 급속하게 성장하고 있다. 무엇보다도 100세 장수시대가 도래했지만, 그에 비례하여 누구나 삶의 질이 높거나 행복하게 살아가는 것은 아니다. 그러기 위해서는 개인의 건강이 그만큼 중요하다. 최적의 건강은 삶의 질을 높여주고 나아가 행복감을 안겨준다. 그러나 이것이 자연적으로 만들어지는 것은 아니다.

건강은 건강할 때 만들어 가야 한다는 것은 주지하는 사실이다. 모든 사고(事故)가 그렇듯이 질병도 미리 예방하는 습관이 중요하다. 삶의 질 뿐만 아니라 경제적 측면에서도 그러하다. 문제는 병원을 이용하는 사람들의 92%가 '병이 온 후 치료한다.'는데 있다. 소 잃고 외양간 고치

이 칼럼은 EZEWEL, [복지칼럼]에 소개한 글이다.

는 우를 벗어나야 한다. 따라서 우리들은 질병에 대한 예방 의식과 건강관리에 대한 올바른 생활 습관을 함양함으로써 건강증진에 노력을 기울여야 한다.

생애주기별 운동과 건강관리

우리가 평생 동안 건강한 삶을 영위하기 위해서 생애주기별로 운동 방법이나 특징들이 다르게 요구된다. 생애주기별 건강증진이란 건강할 때 연령대별로 각종 질병에 대한 위험요인을 인지하고, 사전에 미리 예방하는 행동적 실천 행위를 의미한다. 따라서 아동 및 청소년기, 장년기, 노년기 순으로 알맞은 운동 방법과 효과 등을 살펴보고자 한다.

◈ 아동기

이 시기는 신체발달과 더불어 운동기능 역시 발달한다. 이 시기에 필요하지만 또한 결핍되기 쉬운 영양소는 단백질과 칼슘, 그리고 비타민이다. 단백질은 아동의 근육과 모든 기관들, 호르몬과 면역체들을 형성하기 때문에 결핍되면 발육이 부진하고 질병에 대한 저항력이 떨어진다. 그러므로 양질의 단백질을 충분히 섭취하는 것이 중요하다.

◈ 청소년기

급격한 신체발달을 가져오는 청소년기의 운동기능 발달은 근육 및 신경계의 발달과 긴밀하게 관계하고 있다. 또한 이는 행동 발달과 성격 발달에 영향을 미치게 된다. 특히 우리나라 청소년들은 학업으로 인해 앉아있는 시간이 길어짐으로 운동 부족 현상이 공통적으로 나타나고 있다.

신체의 성장 발육이 왕성하게 이루어지는 이 시기는 신체 각 부분에 지속적인 운동 자극을 주어야 이상적인 발육을 도모할 수 있다. 무엇보다도 흥미 위주로 다양한 운동 형태를 골고루 경험하여 자신의 적성에 맞는 운동 종목을 발견하는 것이 이상적이다. 아동기나 청소년기에 경험한 운동을 평생 운동으로 연결하는 것도 중요하다.

이렇게 규칙적으로 적당한 운동을 지속하여 신진대사를 원활히 함으로 뇌, 신경, 폐, 심장, 순환계 등의 기능을 향상해 나간다. 또 한 뼈와 근육에 적당한 자극을 줌으로써 몸무게, 가슴둘레 등의 발육에 큰 도움을 주게 된다. 그뿐만 아니라 규칙적인 운동으로 청소년들의 활동 욕구를 충족시켜 줌으로 정서적으로 안정감을 갖게 한다. 청소년의 과도기적 특성으로 나타나는 정서적 흥분과 불안정을 운동을 통해서 다소 해소시킬 수 있다.

◈ 장년기

사람의 일생에서 40대 이후의 건강관리는 매우 중요하다. 장년기는 노화가 빨리 진행되는 시기이기 때문이다. 이 노화의 속도를 늦추도록 하는 습관은 이후의 다가오는 건강관리에 지대한 영향을 미치고 있다. 따라서 40대에 들어서면서 자기 건강의 변화에 대하여 알아내고, 바로잡아가는 것이 중요하다.

중년의 건강관리는 체력 유지와 각종 성인병에 대한 대책이라는 두 가지 측면에서 이루어져야 한다. 이 시기에 필요한 체력 유지를 위한 규칙적인 운동은 주로 골프, 수영, 등산, 자전거 타기 등의 유산소성 운동이다. 근육을 강화하는 헬스도 병행해 나가면 건강관리에 더 효과가 있다. 다만 테니스 같은 과격한 운동은 40대 이상의 나이에는 피하는 것이 좋다.

규칙적인 운동은 고혈압 치료, 당뇨병 치료, 동맥경화증 예방, 체중조절 등에 도움이 되며, 스트레스 해소에도 효과가 있다. 하루 30분씩 일주일에 3일 정도 지속적으로 유산소 성과 저항성 타입의 운동을 병행하는 것이 건강에 좋다. 평소에 운동을 하지 않던 사람이 갑자기 운동을 시작하거나 마음이 앞서서 전에 하던 운동보다 강도가 높은 운동을 시작할 때에는 여러 가지 부작용이 나타날 수 있으므로 조심해야 한다.

◈ 노년기

일반적으로 노인이 되면 신체에 많은 변화가 나타나면서 한두 개 이상의 만성 퇴행성 질환을 가지게 된다. 게다가 노인들은 다른 연령층과는 달리 각종 안전사고가 빈발하게 발생한다.

즉 시력, 청력 등의 감각기관 기능 쇠퇴와 민첩성에 대한 기능의 소실로 낙상 등이 자주 발생할 수 있다. 노인의 신체적 특성과 안전에 영향을 미치는 요인 등을 파악하고 그 사고 위험요인을 개선하면 노인 관련 사고들은 상당 부분 예방이 가능하다.

노인성 질환의 예방에 도움이 되는 운동은 규칙적인 걷기 운동, 수영, 자전거 타기, 체조나 요가, 댄스 등이다. 노년기에는 신체에 무리가 가지 않도록 낮은 강도의 운동을 지속적으로 실천하는 것이 무엇보다도 중요하다. 무리한 운동은 오히려 부상의 위험에 노출되기 때문에 늘 안전하게 운동하는 방법을 선택해야 한다.

나이가 들면서 몸에 있는 모든 장기는 기능이 떨어지게 된다. 특히 심장의 능력이 떨어지게 되는데, 가슴 부위의 척추가 휘어짐에 따라 허파의 팽창이 방해를 받아 숨쉬기에도 불편함을 느끼게 된다.

노년기로 들어서면 체력이 저하되며 운동기능도 둔화한다. 또한 심폐 계통 기능이 저하되고 면역능력도 떨어진다. 그로 인해 쉽게 병에 걸리고 주위 환경에 대한 적응력도 저하된다.

이와 같은 체력의 저하 현상은 인체의 노화에 따른 자연스러운 현상으로서 완벽하게 방지할 수는 없다. 그러나 적절한 노력을 통하여 이러한 현상들의 진전속도를 늦출 수 있으며 나아가 건강을 유지·증진할 수 있다.

건강은 수명과 관계가 깊고, 체력은 건강의 유지 및 증진을 위한 기초가 되므로 행복한 삶을 오래도록 누리기 위해서는 강한 체력이 반드시 필요하다. 노년기의 체력은 활발한 신체활동과 규칙적인 운동에 의해서 증진된다.

◈ 모든 연령대에 권장되는 운동

건강증진의 필수로 '걷기 운동의 생활화'를 추천하고 싶다. 걷기 운동은 남녀노소 누구에게나 필요한 운동이다. 걷기운동은 몸과 마음을 정상으로 되돌려 놓는다. 걷다 보면 불어난 체중을 정상으로 되돌려 준다.

걷기운동은 현대 생활에서 생기는 불안과 고민을 해소하고 정신적으로 평온함을 선사하기도 한다. 세로토닌(serotonin), 엔도르핀(endorphin), 노르에피네프린(norepinephrine), 도파민(dopamine) 같은 호르몬이 걷기운동을 활발히 할 때 뇌 속에서 화학작용을 통해 몸과 마음을 치유하게 한다.

또한 걷기운동은 사람들이 약해진 전신 체력을 향상시키는 가장 좋은 운동이다. 특히 이는 심장 근육을 강화하며 혈액순환을 촉진시킨다. 건강은 수명과 관계가 깊고, 심장이 튼튼하면 혈액순환이나 인체의 각 조직과 세포가 활성화하여 건강에 이롭게 된다.

우리 몸에는 660개의 근육이 있는데, 걷기를 제대로 하면 근육의 98% 정도가 사용된다. 이렇듯 걷기운동은 돈이 필요하지 않은 최고의 운동 중 하나이다.

이 외 생애주기별과 관계없이 남녀노소 누구에게 효율적인 운동을 소개하면 수영, 자전거 타기, 줄넘기, 등산 등 유산소 운동이다. 유산소성 운동 혹은 무산소성 운동이라고 하는 것은 실제 정형화된 운동의 방식이 아니다. 하지만 우리들이 이 두 가지의 운동의 특징을 이해해야 운동의 방향과 그 효과를 기대하게 된다.

유산소성 운동은 심폐지구력에 효과가 있다. 심폐지구력은 혈액순환을 촉진해 줄 뿐만 아니라 혈관을 탄력성 있게 유지시켜 줌으로써 동맥경화나 심장질환, 고혈압, 당뇨병 같은 생활습관 질환에 예방이 된다. 그리고 지속적인 유산소성 운동은 호흡과 관련이 있는 횡격막과 늑간의 근육을 발달시켜 폐의 용적을 향상시켜 산소섭취의 능력을 높여준다.

무산소성 운동은 에너지원으로 탄수화물이 이용된다. 이 운동의 효과는 근육의 수축 능력을 높여주어 근육의 피로회복 속도를 높여

준다. 그리고 순발력과 근력, 근지구력의 향상에 도움이 된다. 무산소성 운동의 대표되는 근육 강화 운동(저항성 운동)은 청소년들에게 골격과 근육의 성장에 큰 효과를 준다. 또한 근육 감소로 인한 활력 저하를 예방하는 효과도 있다.

미국 일리노이대학의 연구팀에서 남녀노소 관계없이 약간 숨이 찰 정도의 유산소 운동을 하루 45분씩 일주일에 3번 정도 하는 것은 뇌의 노화를 막고 뇌 기능 향상에 도움이 된다고 밝혔다.

독일 베를린 자유대학의 페르난도 디메오 박사 연구팀은 평균 9개월 동안 심한 우울증을 겪고 있는 12명을 대상으로 연구한 결과, 트레드밀에서 30분만 운동을 해도 항우울제 투여보다 기분이 호전되는 효과가 더 빨리 나타났다고 밝혔다.

결론적으로 미국 사상가 겸 문학자인 Henry David Thoreau는 '모든 사람은 자신의 몸이라는 신전을 짓는 건축가이다.'라는 말을 남겼다. 과연 나의 신전은 튼튼하게 지어지고 있으며, 나는 제대로 된 건축을 만들고 있는 것일까? 반문해 볼 필요가 있다.

생애주기별로 자기에게 적합한 운동을 찾아 평생 운동을 습관처럼 즐기게 된다면 건강한 육체와 건강을 가지게 될 것이고, 이를 통해 얻어지는 행복감과 만족감은 무엇과도 바꿀 수 없을 정도로 클 것이다.

새 시대, 행복의 기초는 무엇보다 좋은 건강이고, 이를 이룰 수 있는 근본 토대는 두말할 필요 없이 운동에 있다. 새로운 마음으로 운동을 시작해보자. 변화된 자신의 모습을 상상하며 즐겁고 기쁜 마음으로 말이다.

학교체육이 바로 서야 생활습관병으로 인한 경제 손실을 줄인다.

청소년들의 체력 저하 현상을 이대로 방치한다면, 개인의 경제적 손실뿐만 아니라 막대한 국가 경제의 손실을 초래한다. 학교체육을 통해서 건강 및 체력을 유지·증진시킬 수 있는 대책이 절실히 요구된다.

'건강한 신체에 건강한 정신이 깃든다.' 모 스포츠용품 광고에 나왔던 이 카피 문구는 고대 그리스 철학에서 나오는 말을 인용한 것이다. 그렇다. 사람은 쉼 없는 움직임을 통해 몸의 건강을 유지하고 이를 통해 건강한 사고를 발현시킨다. 이는 동서고금을 통달하는 진리이자 생명을 관장하는 자연의 섭리이다. 그런데 현대인들은 고도화된 물질문명과 풍요로움에 기인하여 새로운 생활습관을 갖게 되었고 그 과정에서 자연의 섭리를 거역함으로써 스스로 위기를 초래하고 있다.

이 칼럼은 국민생활체육협회, [생활체육]에 소개한 글이다.

오늘날 인간이 겪고 있는 질환은 19세기나 20세기 초기에 유행했던 전염성 질환과는 차원이 다르다. 만성적인 에너지의 과잉공급 또는 에너지 저소비로 인해 발생한 당뇨병, 고혈압, 고지혈증, 골다공증 등이 그것이다. 과거 성인병으로 불리던 이 질환은 일상생활의 습관과 밀접한 관계가 있다고 해서 영국이나 프랑스, 일본 같은 선진국에서는 이를 생활습관병(lifestyle disease) 혹은 생활습관 관련병(lifestyle related disease)이라고 명명하고 있다. 최근 한국 내과학회에서도 성인병 혹은 만성질환을 가리켜 "생활습관병"이라 이름을 붙였다.

이러한 만성질환은 그냥 방치하게 되면 회복되지 않고 진행되다가, 끝내는 동맥경화라는 합병증을 만들어 생명을 무참하게 빼앗아 간다. 생활습관병이라는 의미는 질병을 바로잡기가 힘들다는 의미가 내포된 반면에 또 한편으로는 생활습관에 주의하고 고치면 병을 예방하거나 막을 수 있다는 매우 긍정적인 의미로도 풀이할 수 있다.

지금까지 발표된 많은 연구 결과들은 신체활동과 체력 그리고 건강 상태는 매우 상관관계에 있음을 과학적 근거를 들어 입증해 주고 있다. 즉, 신체활동은 건강을 유지하는데 결정적인 역할을 하며 생활습관병을 초기에 예방하는데 기여한다고 밝히고 있다. 규칙적인 신체활동은 전 연령대에 있어서 모든 종류의 사망원인의 위험률을 25% 이상 줄인다고 하며, 평균여명(life expectancy)이 전체 평균연령보다 약 2년 정도 증가한다고 한다. 종단적 역학 연구 결과에 의하면 비신체활동의 집단이 규칙적인 신체활동을 한 집단보다 심장질환(CHD) 발단의 위험률은 두 배 정도 높게 나타나기도 했다.

생활습관병으로 인해 지출되는 국민 의료비 심각

생활습관병은 현대 산업과 과학이 어우러져 만들어낸 인공적인 병원체인 운동 부족, 영양 불균형, 음주와 흡연, 스트레스 등이 주요 발병 원인이다. 이로 인해 국민 의료비 지출이 날로 증가하고 있는 추세이다. 1997년 우리나라 국민 의료비 지출은 국내 총생산(GDP)의 4.0%를 차지하였으며, 국민 1인당 의료비는 총 587달러가 지출되었다. 이는 1995년도(483달러)보다 약 21.0%가 증가한 수치이다. 또한, 우리나라 모든 질병의 81%가 생활습관병으로 분류되며, 지난 2001년 국민의 절반에 가까운 46.2%가 만성질환을 앓은 것으로 나타났다. 그리고 생활습관병으로 인해 발생하는 생산성 손실은 국내 총생산의 약 0.96%나 된다. 그런데 더욱 심각한 문제는 이러한 생활습관병이 국가의 미래를 짊어지고 갈 우리 청소년들에게도 나타나고 있다는 것이다.

요즈음 우리나라 청소년들을 가리켜 '덩치만 큰 약골'이란 말이 있는데, 이 말의 의미는 체격은 커지는 데 반해 체력은 오히려 약화되어가는 현상을 말한다. 최근의 학생 체력검사에 의하면, 우리나라 남녀 중·고등학생 발육과 영양평가의 지표가 되는 신장과 체중은 과거 1970년과 비교하여 모두 크게 향상되었다는 것이다. 이러한 현상은 1980년대를 기준으로 급속한 경제성장과 더불어 서구화된 식생활 및 학교급식을 통한 체계적인 영양 관리가 이루어졌기 때문이라 볼 수 있다. 그러나 체력의 중요 지표 가운데 전신 지구력의 지표인 오래달리기 능력의 변화 추이를 살펴보면, 1985년도를 기점으로 남녀별 중·고등학생들의 체력이 급격하게 약화되고 있음을 알 수 있다. 연구 결과에 따르면, 1972년도부터 1998년도에 이르기까지 전체 학년(남·여학생 불문)에서 오래달리기 능력이 현저하게 저하되었는데, 이러한 심폐지구력의 저하 현상은 고혈압, 당뇨병, 심혈관질환, 비만 등과 같은 생활습관병 발병 증가율과 무관하지 않다. 더욱 충격적인 것은 생활습관병의 발병 연령이 점점 낮아지고 있다는 것이다.

특히 초·중등학생의 경우, 좋은 환경과 식생활의 변화(과거의 낮은 칼로리와 높은 섬유질이 함유된 식사에서 최근 높은 칼로리와 낮은 섬유질의 식사습관)에도 불구하고 신체 활동량의 감소로 인해 비만도가 급격히 증가되고 있다. 1984년 남학생의 비만 빈도가 9.0%에서 1994년에는 19.0%로 증가하였고, 여학생의 경우 7.0%에서 16.0%로 증가하여 10년 만에 2배 이상의 증가를 보였다. 아동 비만은 성인 비만으로 진행될 가능성이 높고 고혈압, 당뇨병, 고지혈증 등과 같은 소아 성인병의 위험 요인들이 조기에 발현될 수 있으며, 성인 비만으로 진행되었을 경우에는 호흡기와 피부, 관절 등도 비만과 관련된 합병증이 한층 빈번하게 동반된다. 지금의 청소년들이 성인이 되었을 때 부담하게 될 국민 의료비의 심각성은 자명하다.

학교체육은 생활습관병을 예방하는 유일한 길

오늘날 우리 청소년들에게 당면하고 있는 생활습관병을 예방하는 유일한 대안은 학교체육의 활성화와 내실화이다. 학교체육은 일정한 교육 이념에 따라 교육목적을 수립하고, 그 성장 발달 단계에 따라 계획적으로 시행함으로써, 학생들의 건강 및 체력을 유지·증진하고, 즐거운 삶을 영위토록 하는 데 있다. 그러나 필자가 "학교체육 실태조사 및 개선방안"에 관한 연구(2001)를 한 결과, 우리나라 학교체육은 여러 가지 문제점이 총체적으로 나타나고 있었다. '급격한 체력의 저하', '열악한 학교체육 예산과 시설', '학교체육의 중요성에 대한 인식 결여', '비교육적 엘리트 학교체육 운영', '교원의 자질 및 체육 지도의 부실', '지역사회와 연계성 부재' 등이 공통적으로 지적되었다.

작금의 실태를 보면, 아동들에게 있어 체육수업이란 그저 노는 시간으로 간주되고 있다. 프로그램에 의한 계획적인 시간이 아니라 단순한 게임 위주의 뛰어놀고 즐기는 시간이며, 심한 경우 주요 교과 과목으로 대체되거나 자습을 하는 경우가 다반사이다. 이와 같이 체육의 본질적 가치가 왜곡되는 것은, 전인교육이 무시되는 그릇된 '입시 위주의 교육풍토' 때문이기도 하다. 학생들의 건강한 신체 문화를 왜곡시킴은 물론, 지・덕・체의 균형 있는 발전을 저해하는 현행 입시 위주의 교육제도는 반드시 개선돼야 한다.

청소년들의 체력 저하 현상을 이대로 방치한다면, 이러한 추세는 개인의 경제적 손실뿐만 아니라 막대한 국가 경제의 손실을 초래할 것이므로 학교체육을 통해서 건강 및 체력을 유지・증진시킬 수 있는 대책이 절실히 요구된다.

청소년의 체력 향상을 위한 다각적인 프로그램을 적용해야

우리나라 청소년의 심각한 체력 저하를 예방하기 위해서는 다각적인 체력 향상을 위한 프로그램이 요구된다. 그 첫 번째 방안으로,

가칭 "대통령 청소년 체력 향상위원회" 운영을 생각할 수 있다.

미국의 대통령체력스포츠위원회(PCPES)는 모든 미국인이 연령을 초월하여 국민 체력 향상과 바람직한 스포츠 활동을 하도록 장려하고 있다. 특히 이 위원회는 청소년 체력 향상을 위해 각종 프로그램을 개발하여 보급하고 있으며 각 부분에 우수한 학생들에게 대통령이 직접 사인한 각종 증서를 수여하여 청소년들이 체력 향상에 동기를 극대화하고 있다. 이 위원회에서 체력 향상을 위한 도전 프로그램(President's Challenge)이 제공되며 대통령체력상, 국가체력상, 체력참가상, 건강체력상, 대통령우수생활습관상 등이 주어진다.

여기서 국가 체력상이란 학생들에게만 주어지는 상인데 5가지 건강 관련 체력 중 50% 이상 합격하면 주어지는 상이다. 가칭 "대통령 청소년 체력 향상위원회(President's Council on Youth Physical Fitness Promotion)" 운영안은 청소년 체력 향상에 가장 큰 영향력을 발휘할 것으로 본다. 이 조직은 별도 대통령 산하 특별위원회 형식으로 각종 전문가들을 포함하여 운영하는 것이 필요하다고 생각된다.

다음으로, 체력장의 부활을 생각할 수 있다. 학교 체력장은 1972년도에 도입하여 실시해오다가 1994년도 폐지되고 말았다. 폐지 배경에는, 체력장 실시 종목의 하나인 오래달리기를 하던 중에 안전사고로 인해 언론으로부터 비판 여론이 있었으며, 이러한 비판 여론은 급기야 체력장의 변별력에 대한 문제점을 제기하게 이르렀다. 이와 함께, 체력장을 이끌어가는 현장의 교사나 학생들 사이에 체력장에 대한 가치 인식이 결여된 것도 그 이유가 되었다.

그러나 체력장은 점점 약화되어가고 있는 청소년 체력을 향상시키는 한편 질병을 예방하는 가장 효율적이고 현실적인 방안 중 하나라고 판단된다. 단, 운동 관련 체력 검사보다는 건강 관련 체력측정(심폐지구력, 유연성, 신체 조성, 근력, 근지구력)에 포인트를 두는 것이 바람직할 것이다. 체력장 시행은 학교별 혹은 지역별로 자율화하되 변별력을 높여 차등화하는 방안을 고려해야 할 것이다. 그리고 그 결과를 대학입시에 반영할 수 있도록 각 대학에 홍보하여 장려·유도하는 방안을 상정할 수 있을 것이다.

그 외에도 전교생 건강달리기의 정례화나 집단체조 실시 등을 상정할 수 있으며, 교육 효과를 고려하여 전통적인 운동 방법보다는 생활습관을 병행하는 교육 방법도 검토할 필요가 있다.

결론적으로 이제 청소년 체력 향상 문제는 국가적인 차원에서 심도 있게 다루어야 할 이슈이다. 청소년을 바르게 지도하고 육성하여 사회의 건전한 일원이 되도록 교육하는 것은 국가의 중요한 책무 중의 하나이기 때문이다. 그 일환으로 국민 건강의 기본인 학교체육을 살려야 한다. 학교체육이 빈사 상태에 빠지면 저변 축소에 따른 엘리트 체육의 약화, 생활습관병 증가 그리고 생활체육의 연결고리마저 취약해진다는 사실을 잊어서는 안 될 것이다.

강한 국방력을 원하면 군인 건강 챙겨라

– 건강의 신개념(Wellness) 중심으로 –

건강의 신개념인 Wellness는 신체적, 정신적, 정서적, 사회적, 지적 건강 영역들을 통합하고 있다. 삶의 질과 관련이 있는 Wellness는 몸과 마음, 즉 겉과 속을 최적의 상태(optimal well being)로 만드는 노력을 의미한다.

대한민국 국군장병들은 자신보다는 나라를 위해 헌신, 봉사한다. 우리의 건강한 청년들은 국가의 부름을 받고 봉사하고, 또한 직업군인들은 자신의 인생 대부분을 병영에서 지내고 있다. 최근 선진국에서는 자기 자신보다도 타인이나 국가를 위해 헌신하고 봉사하는 사람들을 영웅(hero)이라고 부른다. 원래 영웅이라는 의미는 전쟁에서 뛰어난 용기와 업적을 가진 사람들을 말한다. 요즘은 국가와 국민들을 위해 헌신 봉사하는 사람들을 영웅이라고 호칭한다. 그러므로 대한민국 국군 장병들은 국민 앞에 모두 작은 영웅들이다.

이 칼럼은 대한민국 국군 부대, 2015년 [장병 체력관리]에 소개한 글이다.

국군은 하늘과 바다와 육지를 수호하고 국가와 국민의 재산과 생명을 보호하는 임무를 지니고 있다. 군인들에게 건강한 몸과 마음은 선택 사항이 아니라 필수다. 건강은 자연히 만들어지는 것이 아니라 체계적인 노력과 교육을 통해 얻어지게 된다. 건강한 군인이란 단순히 신체만 건강한 겉모습이 아니라, 자신이 해야 할 임무가 무엇인지 알고, 주어진 환경에서 늘 솔선수범하고, 동료들을 친형제처럼 사랑하고, 타인을 배려할 줄 알고, 겉과 속이 꽉 찬 군인이 바로 건강한 군인의 모습이다. 몸과 마음뿐만 아니라 정신적, 사회적, 지적, 정서적인 면에서 균형을 지닌 군인이 바로 건강한 군인이다.

최근에 반복되는 최전방 군(GOP) 총기 사고, 구타 사고, 그리고 성추행 사고 등은 극소수의 건강하지 못한 군인들이 만들어 낸 사고이다. 하지만 이러한 극소수의 일탈로 인해, 국민이나 다수의 군인들에게 막대한 피해를 주게 된다. 특히 긍지와 자부심을 가진 건강한 다수의 군인들에게 정신적인 테러행위를 하는 것과 같다. 이러한 사고를 미리 예방하고, 건강한 병영문화를 만들어 가는 것이 바로 지금의 우리 군이 해야 할 가장 우선 과제이다.

건강의 신개념(Wellness)은 무엇을 말하는가?

건강의 새로운 개념을 이해하기 전에 먼저 세계보건기구(WHO)에서 정의하는 건강의 정의를 이해할 필요가 있다. 건강은 '단순히 질병이 없거나 허약하지 않다는 것에 그치지 않고 완전한 신체적, 정신적 및 사회적 안녕 상태'라고 정의한다. 지금까지 대부분의 사람들은 질병이 있느냐, 없느냐에 대한 이분법적 사고에 익숙해져 있다. 그러나 세계보건기구에서 이야기하는 건강의 정의는 몸과 마음, 겉 사람(신체적 영역)과 속사람(정신적, 심리적 건강)의 균형을 강조하고 있다.

세계보건기구에서는 정신적, 사회적, 신체적 건강의 조화와 균형을 제시하고 있다. 그리고 건강의 신개념인 Wellness도 신체적, 정신적, 정서적, 사회적, 지적 건강 영역들을 통합하고 있다. 이처럼 Wellness는 인간 삶의 질과 관련이 있으며, 다차원적이고 통합적인 건강 개념을 강조하므로 인간 삶의 전체를 다룬다. 따라서 Wellness는 몸과 마음, 즉 겉과 속을 최적의 상태(optimal well being)로 만드는 노력을 의미한다. 5가지 영역이 편협 되거나 따로 독립된 것이 아닌, 서로 상호 작용과 보완을 통해 균형과 조화를 이루어 나가야 한다는 의미가 된다.

신체적 웰니스(Physical Wellness)

신체적 웰니스란 군 생활에서 일과 업무, 그리고 전투를 수행할 수 있는 몸의 기능적 능력이다. 군대 생활을 하는 동안 건강을 유지하고, 전투에 참여하여도 지치지 않는 강인한 체력이 요구되는 것이 바로 군인 체력이다. 군인 체력은 군대 생활의 가장 기본이자 생명이다. 그리고 군인 체력은 전투력의 효율성을 높여 주기 때문에 전략적으로 매우 중요한 요소가 된다. 이것은 군 전략의 가장 근본이 되며, 이 기본이 무너지면 다른 중요한 요소들이 무너지게 된다.

보병부대 요원은 보병이 수행하는 전투력을 유감없이 발휘할 수 있는 체력을 갖추어야 하고, 특수전 요원은 특수 전 훈련과 전투 능력을 발휘하는데 적합한 체력이 늘 준비되어 있어야 한다. 그리고 해병대 대원은 해병대가 수행하는 전투력을 발휘할 수 있는 강인한 체력을 만들어야 비로소 "귀신 잡는 해병" 소리를 듣게 된다. 이것이 바로 전투 체력 혹은 군인 체력이다.

이와 같이 전투의 공통점은 긴장감과 많은 운동량을 요구하고 있기 때문에 신체적 체력은 전투상황에서 매우 중요한 요소가 된다. 이것을 우리는 신체적 체력 혹은 신체적 웰니스라고 말한다. 전투 상황에서의 전투 체력은 바로 "체력은 곧 국력"이 됨을 실감케 한다.

정신적 웰니스(Mental Wellness)

정신적 건강이란 병영 생활의 목적의식, 사랑을 주고받는 능력, 그리고 타인들에 대한 자비와 호의를 갖는 감정 등을 지닌 정신적인 상태를 의미한다. 그리고 나는 누구인지, 무엇을 하는 사람인지, 나는 왜 여기에 와 있는지, 나의 임무가 무엇인지를 잘 깨닫는 군인은 국가관이나 군인정신, 그리고 자존감(self-esteem)이 높아진다.

하지만 정신적인 건강이란 쉽게 만들어지는 것은 아니다. 이것은 지속적인 교육과 토론을 통해 얻어진다. 이 교육은 신병 초기부터 시작해야 하는데, 형식적인 정신교육은 효과를 기대하기 어렵다. 지휘관들의 열린 마음과 눈높이 조절 그리고 솔선수범하는 태도는 정신교육의 효과를 얻게 된다.

젊은 병사들에게 멘붕(멘탈붕괴)이라는 새로운 신조어를 듣게 된다.

병영 생활에 잘 적응 못 하는 관심 병사들이 주로 정신적, 정서적 건강의 균형이 무너져서 생기는 일이다. 정신적인 Wellness는 건강한 군 조직을 만들어가는 데 빼놓을 수 없을 정도로 매우 중요하다. 이것은 신체적 체력 못지않게 전투력이나 군의 사기를 높이는데 결정적인 요소가 된다.

정서적 웰니스(Emotional Wellness)

군대는 하나의 거대한 조직이다. 이 조직의 구성원은 다양한 생각과 습관 그리고 취미를 가진 사람들이 모여 한 조직을 이루고 있다. 조직 속에는 항상 갈등 요인들이 존재하기 마련이다. 요즘 군에 입대하는 신세대 장병들은 대부분 디지털 시대가 낳은 인물들이다. 이 세대들의 특징은 자존감이 높으며, 타인으로부터 억압받기를 가장 싫어하기 때문에 설득하고 인내하는 리더십이 요구된다.

이 신세대 장병들은 다른 사람들과 서로 감정을 조절하는 능력이 약한 편이다. 늘 자기중심적이고 타인들을 배려하는 능력이 좀 떨어지는 것이 특징이다. 서로 배려하지 못해 욱하고 충돌이 일어나는 사고가 군에서도 빈번히 발생하고 있다. 그러므로 정서적인 건강도 건강한 군 조직을 위해선 간과해서는 안 될 것이다.

정서적 웰니스란 병영 생활의 감정 상태를 의미하며, 스트레스를 조절하고, 감정을 적절하고 편안하게 표현할 수 있는 능력을 말한다. 정서적인 건강은 외부의 환경과 조건을 인지하고 받아들이는 능력이며, 실패와 좌절에 무너지지 않는 능력을 의미한다.

사회적 웰니스(Social Wellness)

사회적 웰니스란 병영 생활의 구성원들과 성공적으로 상호 작용할 수 있는 능력을 의미한다. 이 사회적인 건강은 다른 사람과 친밀함을 유지하고 발전시키는 대인관계의 능력이다. 그리고 다른 견해와 믿음을 가진 사람을 존중하고 관용과 배려심을 가질 수 있는 능력과 봉사하는 습관을 의미한다. 최근 미국 오리건 주립대의 재미있는 연구에 의하면, 대인관계가 좋은 사람들의 면역 기능이 더 좋다는 연구결과다. 그리고 갈등이 생기면 면역체계가 문제가 생겨 건강을 해칠 수 있다고 강조했다.

병영 생활에서 특히 집단 따돌림(왕따) 같은 것은 사회적 건강이 부족한 소수의 병사들이 야기하는 일탈 행위 중의 하나이다. 사회적 Wellness를 증진시키려면 무엇보다도 상대방을 배려하고 이해하는 교육이 필요하다. 그리고 공동체적인 의식과 서로를 세워주고 정의와 사랑이 실천되는 새로운 병영문화가 만들어졌으면 한다.

지적 웰니스(Intellectual Wellness)

지적 건강이란 습득된 지식을 다른 사람과 나누는 것을 포함하며, 창조적이고 자극적인 정신적 활동을 의미한다. 지적 웰니스는 개인이 지속해서 발전을 추구하며 효과적으로 새로운 도전을 익혀가는 것을 뜻한다. 지적 건강은 병영 생활 동안 취미, 또는 교양 탐구 등을 통해서 얻어지는 삶의 성취와 관련이 있으며, 교육과 건강한 생활 습관, 실직과 질병, 사회경제적 상태와 의료 이용, 자존심, 자신감과 건강실천 사이의 관계를 통해서 총체적으로 건강에 영향을 미친다. 최근 군 복무 중 온라인 강의를 통해 학습할 기회를 제공한다는 소식은 지적 건강을 증진하는 좋은 기회가 될 것이다.

결론적으로 새로운 건강의 개념, Wellness의 5가지 즉, 신체적, 정신적, 정서적, 사회적, 지적 영역의 구성을 서로 잘 조화롭고 균형을 유지해야 한다. 아무리 신체적으로 건강하다 해도, 다른 한쪽 영역에 취약하다면 건강한 군인이 되기 힘들다.

미국의 전 복싱 헤비급 챔피언 마이클 타이슨을 건강한 미국인이라고 부르지 않는 사실은, 비록 그는 신체적 건강은 탁월하지만 정신적, 정서적으로 건강하지 못하기 때문이다. 건강의 다차원적인 영역 모두가 균형을 이루는 것이 바로 새로운 건강의 개념인 Wellness이다.

우리나라 격언에 '돈을 잃으면 조금 잃는 것이며 명예를 잃으면 많이 잃는 것이며 건강을 잃으면 전부를 잃는 것'이라는 말이 있다. 이처럼 건강은 군인들에게는 병영 생활 중에 가장 소중한 것이다. 그리고 건강은 건강할 때 지켜야 한다. 과거의 나쁜 습관으로 오늘을 살아가고 있다면, 보다 나은 강인한 군대를 기대하기 어렵다.

이 새로운 건강의 개념을 잘 숙지하고 실천하여, 더 멋지고 참신한 군인이 되어 국민들로부터 진정한 사랑을 받는 건강한 대한민국의 국군이 되길 진심으로 바란다. 충성!

[Wellness], 삶의 일상에 적용하다!

우리가 Wellness를 배워 나갈 때 '아는 것'과 '실천하는 것'과는 다르다. 대부분 우리는 '아는 것'에 머무르는 경우가 많다. 하지만 Wellness란 '아는 것'에만 집착한다면 얻어지는 이점이나 변화를 기대하기란 어렵다. Wellness는 '실천과 변화'가 본질이다.

Wellness란 한마디로 표현하자면, 인간만이 가지고 있는 잠재 능력을 극대화하는 과정이다. Wellness란 인간이면 누구에게나 해당하는 잠재 능력인 신체적, 정신적, 정서적, 사회적, 지적, 영적 능력을 극대화하는 행동적 실천이다. Wellness는 오늘보다 더 나은 내일을 향해 삶을 창조해나간다.

보다 나은 삶을 기대한다면 우리들은 과거의 잘못된 생활습관에서 벗어나야 한다. 예를 들면 닉 브이치치(Nick Vujicic)라는 호주 청년은 태어날 때부터 선천성 사지 기형, 즉 팔과 다리가 없다. 또한 우리나라에 피아니스트 이희아 양이나 불의의 교통사고로 화상을 입고 새롭게 살아가고 있는 이지선 양도 있다. 이들은 비록 몸을 좀 불편하지만 정신과 영혼은 보통 사람들 수준보다 더 높은 수준에 있다. 이들은 우리들에게 큰 감동을 주고 있다.

이들의 공통점이 있다면 한계 없는 삶을 살아가고 있다고 본다. Wellness에는 바로 이러한 실천적 행동이 필요하다. 이는 현재 여러분들에게 놓인 삶의 틀을 완전히 바꾸어 놓는 것이다. 과거의 습관의 굴레에서 벗어나려면 처음에는 엄청난 에너지가 필요하다. 하지만 어느 정도 습관화가 되면 쉽게 실천하게 된다. 마치 인공위성을 대기권 밖으로 쏘아 올리려 할 때 지구에서 끌어당기는 힘을 이겨 내려면, 엄청난 에너지가 필요하지만, 대기권을 벗어나면 에너지가 그렇게 필요하지 않다. 비행기 이륙도 마찬가지다. 비행기가 이륙할 때 굉음과 함께 많은 에너지가 동원되지만 어느 정도 상공에 진입하게 되면 평온하게 느끼는 것과 같다. 이것이 바로 Wellness가 강조하는 "노력은 변화를 이끈다."라는 의미와 같다.

보편적인 사람들은 건강의 중간지점, 즉 평균적 건강 수준에 위치한다고 말한다. 하지만 이들은 이 중간 지점에 놓여 있을 때, 지속적으로 최상의 건강 수준을 만들어 가는 노력을 해야 한다. 만약 개인의 건강 수준을 그대로 방치하다가 뜻하지 않는 질병으로 인해 심각할 지경에 놓일 수도 있다. 그래서 조기 사망이나 혹은 회복할 수 없는 처지에 놓이게 될 수도 있다.

필자가 미국 유학을 떠나기 전의 일이다. 한 친구가 외무고시를 합격하고, 사랑하는 사람과 결혼을 하였다. 외국에 파견 나가기 위해 언어연수 과정을 마칠 무렵에 그는 축구시합을 즐기다가 갑자기 심장마비를 일으켜 사망하고 말았다. 장례를 치르고 한 두 달이 지날 무렵에 그 죽은 친구의 부인이 서울의 S 호텔 17층에서 투신자살하고 말았다. 이러한 삶은 얼마나 그 개인이나 가족들에게 불행한 사건이겠는가? 이러한 삶은 Wellness의 철학과 완전히 반대 방향으로 가고 있는 것이다.

하지만, 이지선 양의 경우는 완전히 다르다. 그녀는 학교에서 하교하다가 교통사고로 신체 55%에 3도 화상을 입고 4차례나 큰 수술을 경험하기도 했다. 아름다웠던 얼굴이 화상 자국으로 인하여 망가져 버렸다. 그러나 이지선 양은 슬픔과 좌절을 뒤로 하고 새로운 삶에 도전하고 있다. 미국의 명문 컬럼비아대학에서 사회복지학 석사학위와 UCLA에서 박사학위를 마친 후, 2017년 한동 대학에 교수로 재직 중에 있다. 그녀의 몸과 마음이 이미 건강한 사람이다. 그리고 마음과 정신의 그릇이 무척 큰 사람으로 변해 있다.

여러분의 마음 그릇은 어느 정도인가? 여러분의 정신적, 정서적 건강은 어느 정도 크다고 생각하는가? 바로 그것이 그 사람의 그릇이요, 크기를 말해주는 것이다. Wellness는 정신적, 정서적 건강뿐만 아니라 신체적, 정신적, 지적, 정서적, 환경적 영역까지를 모두 포함하고 있다.

Wellness에 대해 깊이 생각해야 한다. 우리는 Wellness에 대해 신체적 성장만을 말한다. 요즘 와서는 건강 지수니 건강 연령이라는 것을 말한다. 나이는 많으나 젊음을 유지하는 사람이 있고, 어떤 사람은 젊었는데도 벌써 몸이 다 늙어 버린 사람이 있다. 무엇보다도 우리나라 청소년들을 조사해 보면, 체격은 성장했지만 체력은 40대와 비슷하다. 이것이 큰 문제다. 이러한 문제를 몸과 마음 정신 등이 균형 있게 성장해야 바람직하다. 그래서 앞서 친구의 이야기를 했지만 그 친구는 오로지 공부벌레, 오직 고시에만 올인 했다. 그러나 그 결과는 비극으로 끝났다. 우리가 살아가는 동안 건강하다는 것은 가장 근본적이고 소중한 자산이다.

Wellness를 지향하려면 과거의 나쁜 습관을 버리고 거듭나야 한다. 그것은 완전한 새 삶을 의미한다. 새롭게 태어나는 것은 출생을 말하지만 그다음에는 실천이라는 과정을 통해서 성장해야 되는 것이다. 성장하여 어느 수준에 있느냐? 그것이 문제다. 일반적이고 보편적인 것이 아니다. 이러한 것이 바로 Wellness 인의 성장 목표다. 이것은 바로 씨를 뿌리고, 물을 주고, 가꾸는 것과 같다.

또 '성장' 혹은 '성숙'이라는 의미는 새로워지는 과정을 말하는 것이다. 그래서 전에 나왔던 잎이 떨어지고, 새로운 잎이 나오고, 파충류 같은 것을 보면 허물을 벗고 새로운 것을 입는다. 이러한 변화의 역사가 바로 성장이다. 그대로 있는 게 아니다. 낡은 것은 벗어버리고 새로움을 향해서 변화를 일으키고 있는 것이다. 그러니까, 깨닫는 것! 새로워지는 것! 느끼는 것! 감동하는 것! 행동하는 것! 전부 성장에 해당된다. 새로워질 때 옛것을 벗어버려야 된다. 이것이 여기서 이야기하는 Wellness 철학이다.

우리가 최상의 건강을 회복할 때, 즉 성숙하게 될 때 창조적 정신으로 학업을 즐기게 되는 것이다. 여러분, 아직도 공부하는 것이 피곤한가? 학교에 가는 것도 맘에 안 들고, 교수님도 맘에 안 들고, 도대체가 공부하는 것이 싫어! 이렇게 이야기한다면, 그 사람은 아직도 미성숙한 수준이다.

인생은 단, 한 번뿐,
더 건강하게, 더 보람 있게,
더 가치 있게 살자.

우리가 성장을 경험하게 되면, 그 의미를 알면서 행복함을 느낀다. "공부하는 게 너무너무 좋다"라고 느끼는 것은, 대체로 보면 졸업한 다음에 나이가 들어서 깨닫게 된다. 정신세계가 육체적인, 물리적인 세계를 능가할 때 우리는 즐겁게 일할 수 있는 것이다. 이게 바로 '성숙'이며, Wellness의 본질이다.

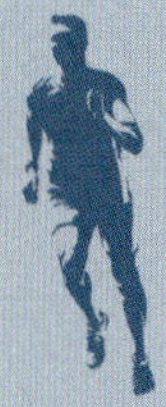

CHAPTER 2

Wellness 실천하기 I

W·E·L·L·N·E·S·S·L·I·T·E·R·A·C·Y

실천은 목적을 이루기 위한 뿌리가 된다.

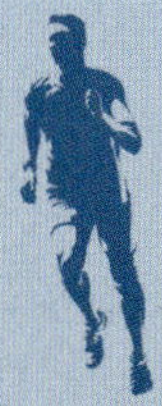

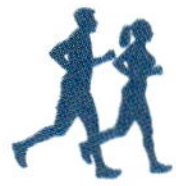

걷기는 건강의 원천이다.

인체는 걷기 위해 만들어졌다. 걷기는 인체의 약 400개의 근육을 깨운다. 걷는 동안 손발이 움직이고, 몸과 마음 그리고 혈액도 같이 흐른다. 걷기 운동은 최고의 예방약이다. 걷기 위한 시간을 갖지 못한 사람들은 병을 찾아 시간을 소비하는 것과 같다.

건강하기를 바랍니까?

건강하기를 원한다면, 몸을 살려야 한다. 그러기 위해서는 몸을 단련하고, 마음은 늘 닦아야 한다. 몸과 마음을 건강하게 만드는데 가장 기본이 되는 것은 걷기운동이다. 의학의 아버지라고 불리는 히포크라테스(Hippocrates)는 “걷기는 인간에게 가장 좋은 약이다”라고 강조했다. 그렇다. 걷기가 가장 좋은 예방약인데, 사람들은 물질문명이 만들어 놓은 편리함에 익숙해져, 움직이는 것을 불편해하고, 싫어한다. 이러한 편리함에 익숙해진 현대인들은 많은 의료비 지출로 인한 경제적 대가를 지불하고 있다. 그뿐 아니라 생활의 활력소도 점점 떨어져 삶의 질과 생활의 만족도도 점점 낮아지고 있다.

다시 질문하자면, 건강하기를 원합니까?

건강은 자연적으로 만들어지는 것이 아니다. 건강하기 위해선 신체활동이라는 대가가 요구된다. 도시 생활에서 가장 효과를 얻는 운동은 바로 [걷기]다. '걷기와 계단을 피하지 않는다.'는 의식적 사고 습관이 중요하다. 이러한 의식적 사고는 삶의 의지로 작용하게 된다. [반드시 걷겠다]라고 마음먹은 사람들은 다른 것에도 의욕이 살아 있다. 하지만, "난, 못 걸어"라고 부정적인 의식을 넣게 된다면, 그 사람은 다른 일에도 에너지가 떨어지게 된다.

걷기는 자연의 섭리다.

편리한 삶의 태도와 습관은 이 자연의 섭리를 거역한다. 이로 인해 발생하는 '생활습관병'은 날로 증가하는 추세다. 그리고 편리함에 습관화되어 있는 현대인들은 몸과 마음을 더 피폐하게 만들어 간다. 걷기를 생활하고 있는 아프리카 마사이족은 문명화된 도시인들에게 나타나는 고혈압, 당뇨, 비만 등과 같은 만성질환이 없는 것이 특징이다. 따라서 도시인들도 걷기를 즐겨 하는 것이 매우 유익하다. 아프리카 마사이족의 이야기를 들어보면, 마사이족은 다른 아프리카 종족보다도 평균 키가 크고, 또 성인병이 없는 것이 특징인데 그 이유가 바로 걷기에 있었다.

걷기 운동은 물질 투자가 필요치 않다.

걷기는 단지 반듯한 자세만 필요할 따름이다. 여기에 즐겁고 빠른 속도로 포기하지 않고 끊임없이 걸으면 된다. 걷기와 계단 이용은 스스로 결심을 한 후 철저하게 실천해 나가야 효과가 나타난다. 그러면 습관이 바뀌고 건강한 사람으로 변해있게 된다. “시간이 없다”라고 핑계를 대는 사람은 작은 실천을 통해 큰 변화를 경험하지 못한다. 운동화만 있으면 누구나가 실천할 수 있고 바로 효과가 나타나게 된다. 이것은 특별한 운동 장비나 레슨비 같은 비용이 들지 않는다. 그저 바른 자세로 앞만 바라보고 조금 빠른 걸음으로 힘차게 걸어 다니면 된다. 특히 이 걷기 운동은 고혈압, 심장질환, 당뇨병 같은 만성질환뿐만 아니라 녹내장, 대장암, 유방암, 자궁암과 같은 질병을 예방하는 효과가 있다.

걷기 운동은 충분한 운동 효과와 효율성이 있는 유산소 운동이다.

걷기 운동은 체온을 높여주고 또 심박동 수를 증가시켜 주어 심장과 폐를 튼튼하게 하고, 혈액순환에 도움이 되어 결국 심혈관질환을 예방하는 효과를 낳게 된다. 그뿐만 아니라 체지방을 줄여 혈당과 콜레스테롤 수치를 균형 있게 개선해 준다. 걷기 운동은 뼈와 근육을 탄력성 있고 튼튼하게 만들어 준다. 걷기 운동은 시간당 170~400칼로리를 소모하여 체중 관리에도 대단한 효과가 있다.

마음이 우울할 때 걷기 바란다.

빠른 걸음으로 걷다 보면 어느 순간에 뇌하수체에서 베타 엔도르핀과 세로토닌이라는 호르몬이 생성되어 기분을 전환시켜 준다. 많은 전문의들이 우울증 환자들에게 걷기나 조깅을 권유하는 이유도 걷기가 우울증을 개선한다는 연구결과 때문이다.

스포츠과학자 페타 비(Peta Bee)와 영양학자 세라 셴커(Sarah Schenker)가 함께 낸 저서 '늙지 않는 몸'(The ageless body)에 의하면, 늙지 않는 비결은, '아침을 꼭 챙겨 먹어라.' 또는 '걷기나 조깅을 하라.'고 강조한다. 그리고 많은 전문가들은 달리기 대신 일주일에 4일 이상 하루 20~45분씩 걸으라고 권면한다. 이러한 걷기 운동을 신봉하는 대표적인 할리우드 톱스타는 샬리즈 시어런, 우마 서먼, 에바 멘데스 등이 있다.

이제 내 몸은 내가 살리자!

자신의 몸을 건강하게 만들려면, 먼저 많이 걷고 계단을 이용해야 한다. '걷지 않고 누우면 죽는다'란 즉, 와사보생(臥死步生)이란 말이 있듯이 걷기란 인간의 운명이다. 동의보감에서도 약(藥)보다는 식보(食補)요, 식보다는 행보(行補)라고 걷기를 강조한다. 인체 생리학적인 측면에서 살펴보면 다리가 튼튼할수록 포도당이 많이 저장되고, 허벅지 근육은 노폐물 칼로리를 태우는 소각장 역할을 한다. 다이어트의 본질은 적게 먹거나 굶는 것이 아니라 많이 걸으면 된다.

걷다 보면, 인내와 어우러진다.
걷다 보면, 자연과 하나가 된다.
걷다 보면, 새 에너지가 나온다.
걷다 보면, 자비와 겸손이 넘친다.
걷다보면, 참 이웃을 만난다.
걷다보면, 치유가 된다.
걷다 보면, 새 하늘과
새 땅을 만난다.

걷기 운동을 위해 거창한 계획을 세우지 말고, 본인이 할 수 있는 만큼 작은 실천을 시작해 보기 바란다. 학교 캠퍼스에서 버스 정류장이나 지하철역에서 목적지까지 쉽게 실천할 수 있는 목표를 세우기 바란다. "천하의 모든 물건 중에는 내 몸보다 더 소중한 것이 없다. 그런데 이 몸은 부모가 주신 것이다."라고 강조한 율곡선생의 말씀을 늘 자신의 마음속에 담고 작은 실천을 생활화하기 바란다. 걷기의 실천을 통해 더 큰 행복과 삶의 질을 높여 나가길 간절히 소망한다! 자 지금부터, 걷기를 실천하자.

계단은, 도시인을 튼튼하게 만든다.

도시에는 수많은 계단들이 존재한다. 가성비가 가장 좋은 운동은 계단 오르기 운동이다. 이것은 체지방을 감소하는데 유리한 유산소 운동과 근육을 강화하는 무산소성 운동이 함께 어우러져 저절로 되는 전신운동이다.

계단을 피하지 말고 계단을 이용하자.

도심지에 생활하게 되면 크고 작은 계단을 만나게 된다. 계단은 피하지 말고 이용해야 한다. 많은 사람들은 아파트에서나 지하철을 이용할 때 엘리베이터나 에스컬레이터와 같은 기구들을 이용한다. 이러한 기구들은 우리에게 많은 편리함을 주지만 '운동 부족'이나 '운동 결핍'이라는 결과를 낳게 되었다. 이로 인해 배가 더 나오고, 몸을 더 무기력하게 만든다. 그뿐만 아니라 편리한 교통수단과 각종 편리함을 주는 생활환경으로 인해, 현대인들은 무참히 움직임의 기회를 빼앗겼다.

많은 사람들은 계단을 천덕꾸러기처럼 여긴다. 하지만 필자는 10층에 있는 강의실과 아파트 5층 집에 항상 계단을 이용하였다. 그 결과로 무려 체중 15킬로 이상을 감량하였다. 10년 전 입었던 바지를 최근에도 입고 다닐 정도로 나잇살이 늘어나지 않는 이유가 평소에 늘 계단을 이용하기 때문이다.

최근 하버드 의대 연구에 따르면, 계단 오르기는 빠르게 걷기보다 그 효과가 두 배이며, 하루 평균 8칸 이상의 층계를 오른 남성들은 사망률이 33%로 낮게 나타났다고 한다. 그리고 1주일에 20층 이상의 계단을 오른 사람은 다른 사람에 비해 심근경색증으로 사망할 위험률이 20% 이상 적게 나타났다고 한다.

5층 이하의
계단 오르기 생활화!

일반적으로 계단 한 칸 정도 오를 때 약 0.15kcal가 소모된다. 또한 1분당 10kcal 정도 소모되며, 20분 정도이면 약 200kcal 이상이 소모되는 운동량이다. 계단 오르기는 우리 몸 근육의 30%를 차지하는 허벅지 앞쪽 근육(대퇴사두근) 강화에 가장 효과적인 운동이다. 우리 몸의 근육량이 증가하면, 기초대사량이 높아져 똑같은 양의 음식을 먹어도 체지방이 감소해 체중 관리에도 무척 도움이 된다. 또한, 지속적으로 계단 오르기를 실천하게 되면, 마치 조깅이나 빠른 걸음을 걸은 것처럼 평상시 심장박동 수를 떨어뜨려 심폐기능을 최적 상태로 만들어 준다.

계단을 오르는 것을 습관화하면 허리를 바로 세우게 해 척추를 펴는 근육이 강화되기 때문에 요통 예방에도 도움이 된다. 전문의들은 계단 오르기는 무릎 주변 근육을 강화시켜, 퇴행성관절염 예방 효과가 있다고 한다. 한 전문의는 육교 정도 높이의 계단을 숨이 차서 한 번에 못 오를 정도면 심장병이 의심되거나 근 골격이 쇠약한 상태라고 진단한다. 따라서 계단 운동은 언제 어디서나 하체와 척추 근육, 심장 기능을 강화해주는 전신운동이다.

이렇듯 우리가 건강을 지키기 위한 의지만 있으면, 얼마든지 생활 속에서 건강 실천이 가능하다. 그것은 우리 주변에 흔한 계단을 이용하는 것이다. 고층 빌딩이 많아진 요즘 생활환경 속에서 생각 없이 엘리베이터나 에스컬레이터를 이용하기보다는, 계단을 이용하는 것이 건강을 챙기게 되는 것이다. 생활 속 계단을 이용한 운동 효과를 소개하면 다음과 같다.

하버드 의대 연구에 따르면, 1주일에 20층 이상의 계단을 오른 사람은 다른 사람에 비해 심근경색증으로 사망할 위험률이 20% 이상 줄어든다고 한다. 계단 오르기는 우리 몸 근육의 30%를 차지하는 허벅지 앞쪽 근육 강화에 효과적이다. 그뿐만 아니라 근육양이 증가하면 기초대사량(BMR)이 높아져 똑같은 양의 음식을 먹어도 체지방이 감소해 뱃살이 줄어든다. 지속적인 계단 오르기는 마치 조깅한 것처럼 평상시 심장박동 수를 떨어뜨려 심폐기능을 최적 상태로 만든다.

첫째, 1분에 100개 정도의 계단을 오를 수 있는 속도로 1분 정도 오르고 나면 심장의 심박 수는 약 70% 정도가 상승한다. 이것은 유산소 운동으로서 효과를 볼 수 있는 목표 심박 수에 해당한다. 즉 유산소 운동으로 체지방 감소에 탁월한 효과가 있는 운동 강도에 해당된다. 체중 70kg인 사람이 한 계단을 오르는 데 소비되는 열량은 0.15Kcal다. 보통 아파트 한 층의 계단 수를 30개 정도로 봤을 때,

15층 아파트 맨 위층까지 올라갔다가 내려오면 약 70kcal 정도가 소비된다. 이것은 빠르게 뛰는 운동인 조깅과 맞먹는 운동 열량이라 할 수 있다. 출퇴근을 이용해 15층 아파트를 세 번 정도만 올라갔다 내려오면 210kcal(쌀밥 한 공기 정도) 정도가 소비되므로, 이것은 헬스클럽 트레드밀에서 30분 정도를 뛰고 내려온 결과와 같다고 볼 수 있다.

둘째, 단순하게 걷는 것과 달리, 계단 오르기는 올라가면서 중심을 잡기 위해서 척추 기립근 내지는 등 근육, 복근까지 긴장하게 된다. 즉 계단 오르기는 유산소 운동의 의미뿐만 아니라 근육 운동으로서도 우리에게 많은 영향을 미친다고 할 수 있다. 특히 무릎 관절을 둘러싸고 있는 대퇴근 발달에 탁월하며, 평소 소홀하기 쉬운 하체의 뒤 근육 즉, 슬와근, 종아리 근육 발달에도 좋은 것으로 알려졌다. 일반적인 조깅은 한 발을 내디딜 때 상당히 큰 충격이 무릎에 가해진다. 그러나 계단 오르기는 한 계단을 올라갈 때 무릎 주변 근육이 계단 바닥을 누르면서 올라가기 때문에 무릎이 좋지 않은 관절염 환자나 노인들의 관절 건강에도 좋은 효과를 발휘한다. 관절염이 심한 환자들은 내려올 때 관절에 무게 중심이 가중되기 때문에 조심하여 내려올 필요가 있다.

이러한 계단 오르기의 효과가 널리 인식되면서 국가 내지는 국가기관단체에서는 엘리베이터 격층 운행, 차 없는 도로 조성, 이동 객들의 호기심을 살 수 있는 계단 시공(밟으면 피아노 소리, 가야금 소리) 등을 통해 국민들의 건강을 지키기 위한 노력을 하고 있다. 이러한 일련의 정책 변화를 보더라도 계단 오르기의 효과는 매우 큰 것임을 알 수 있다.

단, 심한 무릎・고관절 등의 관절염 환자, O자형 다리, X 다리는 주의를 요하며, 특히 계단을 내려올 시에는 더 많은 주의를 요한다.

삶의 질과 근육감소증(sarcopenia)

근육을 주목해야 한다
근육이 무너지면 삶이 무너지기 때문이다.

나이가 들면 근육이 줄어들어 몸의 균형이 무너진다
근육감소증에 노출되면, 허리가 굽고, 피로하고, 보행 동작이 불편하고,
심한 경우 남은 세월을 누워서 보내게 된다.

이 질병이 더 진행되면 삶의 질이 통째로 무너진다.
그리고 삶의 질의 저하를 넘어서 사망 위험률이 높아진다.
이를 예방하기 위해서는 젊어서 부지런하게 근육을 늘려나가야 한다
20~30대에서 근육을 많이 비축하고, 40대 이후로 잘 유지하면 바른 자세로
건강하게 100세 인생을 살아갈 수 있다.
근육이 무너지면 삶이 무너진다.
근육감소증은 2017년 WHO에서 질병코드로 분류했다.

사람은 태어날 때부터 25세 전후로 근육이 점점 발달하는데, 30대 중반부터 근육의 질량과 기능이 점점 떨어진다. 물론 성별이나 개

인의 몸 상태에 따라 차이는 나타난다. 우리가 지금까지 근육의 중요성을 잊고 살아왔다. 그 이유는 케네스 쿠퍼(Kenneth H. Cooper, 1931~) 박사의 이론을 바탕으로 한 에어로빅 운동(aerobic exercise)이 시대적으로 전 세계에 유행했기 때문이다.

이 에어로빅 운동은 1975년도 우리나라에 소개되었으며, 1980년부터 전국으로 확산되었다. 참고로 에어로빅 운동은 심장근육과 심폐지구력을 강화하는 운동이다. 이 에어로빅의 문화가 한국에 침투하기 전에는 동네마다 '역기 들기'가 유행했던 시절이 있었다. 필자가 어릴 때 생생하게 기억나는 것은, 시멘트와 나무 막대기로 역기를 만들고 마을마다 경쟁하듯이 근육 키우기 운동(역기 들기)이 유행했다.

한동안 에어로빅이 국내외적으로 유행이 지나갈 무렵, 학자들은 근육의 중요성을 인식하기 시작했다. 이러한 이유는 두 가지의 이유에서 찾을 수 있다. **첫째**, 최근 근육감소증(sarcopenia)이라는 새로운 질병이 점점 확산되면서 부터이다. **둘째**, 현대인의 생활이 점점 좌업형태로 변해가면서 근육의 기능이 점점 떨어져 자신의 몸무게를 효율적으로 지탱해 주지 못해 발생하는 척추 디스크나 척추 측만증(scoliosis), 관절염 등의 질병을 가진 환자가 늘어났기 때문이다.

현대인, 특히 디지털 세대인 젊은이들은 과거의 농경사회의 생활패턴과는 달리 두뇌를 더 많이 사용해야 한다. 이 두뇌를 사용하는 젊은 세대들은 늘 책상 앞에만 지내야 하는 좌업 형태의 생활방식이 요구된다. 이러한 생활습관이 지속되면 근육의 자극이 현저하게 줄어들어 근육 본래 기능이 상실된다. 이미 우리 주변에서 노인들이 유모차에 의존하고 걷는 모습을 쉽게 볼 수 있다. 또한 걷는 모습이 부

자연스럽게 보이는 노인들이 많이 있다. 이러한 모습을 지닌 노인들의 특징은 근육이 그 기능을 못 하기 때문이다.

근육이 무너지면 삶이 무너진다.

특히 중년을 거쳐 노년기를 지나는 동안에 근육과 모든 인체의 조직은 청년 시절보다 더 빠르게 노화가 진행된다. 인체의 근육 기능은 체형을 유지하며 골격과 뼈를 보호한다. 자세(척추)를 바르게 세우고 유지해주는 것이 바로 근육의 역할이다. 나이가 들어 노인이 되면, 허리가 굽고 걸음걸이도 앞으로 기울이는 자세가 되는데 이는, 근육이 본래의 역할을 못 하기 때문에 생기는 현상이다. 노인들이 가장 많이 호소하는 질환이 허리와 무릎 통증이다. 이러한 통증이 지속되면 삶의 질이 낮아지게 된다.

근육감소증(sarcopenia)의 증상은 노화의 진행에 따라 근육량, 근육의 힘과 기능의 상실이다. 최근 국・내외 의학계는 삶의 질을 떨어트리는 원인이 되는 골다공증(osteoporossis)과 근육감소증에 주목하고 있다. 인체의 근육은 운동 능력을 부여하는 엔진 같은 역할이다. 인체의 다른 모든 조직과 마찬가지로, 나이가 들수록 세포 내 미토콘드리아의 노화로 인해 근육의 기능이 점차 떨어지게 된다. 사람의 근육은 40세 이후 해마다 1% 이상씩 감소하며 나이가 증가함에 따라 점점 더 감소하는 경향이 나타난다. 여성은 폐경기 이후에 더 급속히 근육이 감소된다. 사람은 80세가 되면 최대 근육량의 50% 수준에 머문다.

이러한 증상은 결국 인체에 가장 기초가 되는 골격과 근육의 문제 때문이다.

다시 강조하자면, 근육감소증이란 나이가 들어감에 따라 근육의 힘과 기능이 상실되어 일상에 많은 불편을 느끼게 하는 질병이다. 이러한 근육감소증 환자는 해가 갈수록 증가하는 추세다. 이때 50%마저도 근육 기능을 못하게 되면 겨우 거동을 하게 되어 삶의 질이 떨어지게 된다. 노인이 되면 힘쓰는 일이 적어지게 되고, 근육이 소실된 그 공간에 고스란히 지방이 쌓여 심장질환이나 뇌졸중 같은 중대한 건강 문제가 발생된다.

결론적으로 근육이 부족하면 운동 능력이 급격히 줄어든다. 또, 앉고 서고 계단을 오르는 등 일상생활에 어려움을 겪게 되어 삶의 질이 떨어진다. 그뿐만 아니라 근육감소증은 골절의 악화는 물론 골다공증과 같은 문제도 야기하고, 나아가 심・혈관질환 및 노인성 질환을 촉진하는 원인이 되기도 한다. 결국 스스로 살아가는 능력을 잃게 된다.

일반적으로 근육감소 현상은 누구나 경험하는 하나의 노화 현상이다. 이러한 현상을 자동차 엔진에 비유하여 설명하면 더 설득력이 있다. 인간은 나이가 들어감에 따라 대사의 기능도 저하됨으로 음식 섭취량도 점점 줄여 나가야 한다. 예를 들면, 자동차 엔진이 작으면 작을수록 휘발유가 적게 들듯이, 우리 인체도 이와 마찬가지로 근육이 줄어들면 지방의 연소 능력도 떨어진다는 이치다.

나이가 들어 근육이 약해지면 약해질수록 지방의 연소가 잘 되지 않고 지방이 그대로 남아 몸에 저장이 되기 때문에 허리는 굵어지고 체중은 늘어나는 악순환이 발생한다. 이러한 현상을 우리들은 흔히 '나잇살'이라고 부른다. 즉 근육이 손실된 빈자리에 지방이 대신 자리를 차지하여 근육의 본래 기능을 더 약화시킨다. 또, 앞 배가 점점 나오게 되면 대사증후군에 노출되고, 심장병, 뇌졸중, 동맥경화증에 쉽게 노출되는 악순환을 맞이하게 된다.

근육감소증 예방은 어떻게 해야 하나?

이것을 예방하려면 먼저 근육을 강화해야 한다. 자신의 근육 정도가 정상인지 아닌지를 파악하려면 아주 간단하다. 가까운 보건소에 방문하여 체성분(body composition) 분석을 통해 알 수 있다. 골격 근량이 표준에 못 미치면 무조건 근육을 키워야 한다. 주로 코어 근육 중심으로 근육을 만들어 나가야 한다. 코어근육이란 몸동작을 할 때 가장 먼저 쓰이는 근육이며, 인체를 안정과 균형을 유지시켜 정상적인 동작을 만들어 주는 기능을 말한다. 이 코어근육은 복횡근(ransvers abdomina), 다열근(multifidus), 횡격막(diaphragm), 골반기저근육(pelvic floor) 등을 말하는데, 우리가 이해하기 쉽게 설명하자면 복부 근육, 등 아래의 기립근, 엉덩이와 허벅지 근육을 말한다. 이 근육 중심으로 강화해 나가면 기초대사량(BMR)도 증가하여 체중 관리에도 도움이 되지만 자세도 당당한 자세가 만들어지게 된다.

디지털 시대에 살아가고 있는 젊은이들은 자신의 미래의 건강을 위해 더 많은 근육을 단련해야 한다. 20~30대에 근육을 강화하기 위해 투자를 한다면, 더 나은 자신의 미래를 준비하는 지혜로운 행동이다. 근육을 만들기에 좋은 시기인 20~30대 사이에 부지런히 근육을 충분히 만들어 놓으면 된다. 개미가 겨울을 나기 위해 부지런하게 식량을 저축하는 것을 보고 교훈을 얻으면 된다. 이 시기에는 특별히 많은 신체활동과 근육을 비축하는 생활습관이 만들어져야 한다.

근력 강화 시기는 근육의 노화가 진행되는 40~50대부터 반드시 요구되지만, 20~30대에서 운동이 습관화되지 않은 사람이라면 많은 시행착오를 경험하면서 이겨내야 바른 운동습관이 만들어진다. 이 시기에는 유산소성 운동과 저항성 운동을 병행하는 것이 바람직한 운동 방법이다. 특히 걷기, 등산, 수영, 자전거 등은 심폐지구력도 높여 주지만, 어깨와 허리, 가슴, 복부, 다리 등 주요 근육을 골고루 발달시켜 주기 때문이다. 그리고 저항성 운동은 앞에서 설명했듯이 코어근육 중심으로 헬스클럽에서 주 2~3회 정도 실천하는 것이 효과적이다. 물론 요가나 필라테스 같은 운동도 근육운동에 부담을 덜 주면서 반복적으로 실천하는 것도 권장한다.

미국 캘리포니아대학 피셔(Fisher) 교수는 "근육이 없는 노인의 사망률이 유난히 높다."라고 주장한다. 근육감소증을 예방하려면 근력운동이 필수적이지만 반드시 비타민 D 섭취를 권장한다. 근육이 형성되려면 양질의 단백질이 요구되는데, 바로 이때 비타민 D가 양질의 근육을 만드는데 활성화되기 때문이다. 따라서 비타민 D가 충분하면 단백질을 만드는 RNA 활동이 활발해져 근육이 생성되는 데 도움이 된다는 의미이다.

근육을 효과적으로 만들기 위해서 채식 위주의 식사보다는 계란, 견과류는 물론 등 푸른 생선, 닭 가슴살, 콩과 두부, 우유나 요구르트

치즈 등 단백질이 풍부한 음식물이 좋다. 왜냐하면 근육 단백질의 약 30%가 음식으로부터 공급되기 때문이다. 사코페니아(근육감소증)는 섭취하는 음식물과 근력 강화 운동으로 어느 정도 호전시킬 수 있다

[텔로미어]를 자극하고, [미토콘드리아]를 늘려라!

텔로미어(telomere)와 미토콘드리아는 건강과 장수 유전자 중의 하나이다.
규칙적인 운동은 텔로미어 활성화에 긍정적인 영향을 준다.
저항성 운동은 미토콘드리아를 건강하게 자극한다.
유산소성 운동과 무산소성 운동 중, 어떤 운동이 더 건강에 유익한가?에 대해 질문하는 것은, '아빠가 좋아? 엄마가 좋아?'라고 묻는 질문과 같다.

지금까지 노화와 수명의 관계에 관련한 주요 이론은, 유전자에 출연하는 돌연변이가 쌓여 수명을 다한다는 가설, 활성산소에 의한 산화스트레스가 세포에 노화를 촉진한다는 가설, 수명을 조절하는 유전자가 따로 존재한다는 이론 등이 있다. 하지만 텔로미어(telomere)의 이론은 노화를 설명하는 여러 이론 중의 하나이지만 가장 최근에 주목을 받고 있는 이론 중에 하나다.

텔로미어는 염색체 DNA의 양쪽 끝부분을 가리킨다. 그리스 어원으로 텔로스란 말은 끝이란 뜻이며, 메로스란 말은 부분이란 말이 합성어가 되어 텔로미어라고 부른다. 그러므로 텔로미어는 진핵세포 속에 존재하는 염색체 DNA의 양쪽 끝에 있는 부분이 나이가 증가하면서 그 길이가 점점 짧아짐으로 수명에 관계하고 있다. 텔로미어는 염색체 말단을 보호하는 쉘터린(Shelterin)이라는 단백질로 구성되어 비정상적인 결합과 분해를 방지한다.

텔로미어를 만드는 효소가 있는데 이것을 텔로머라아제(telomerase)라고 한다. 이 텔로머라아제라는 효소는 태아의 배아세포에서 만들어져 성장기까지 증식된다. 그러나 성장이 끝나면 이 텔로머라아제는 활성도가 감소하여 세포분열이 생길 때마다 텔로미어(telomere)가 짧아진다. 세포분열을 할 수 없을 정도로 그 길이가 줄어들게 되면, 세포분열은 멈추게 되고 노화로 사망하게 된다는 이론이다.

만약 이 문제가 해결되면 노화 없이 오랫동안 건강하게 살아갈 수 있다는 희망이 된다. 하지만 아직 노화와 수명의 관계를 완전히 해결하는 문제는 여전히 숙제로 남아 있다.

우리 몸속의 암세포는 DNA가 죽지 않고 지속적으로 복제하며 세포의 손상을 심각하게 만든다. 하지만 최근 연세대 노화유전자기능연구센터의 이준호 교수와 정규상 연구원은 암세포에서 텔로미어를 복원시키는 효소 단백질을 억제하면 암세포가 사멸된다는 가설을 동물실험에서 일부 그 효과를 확인하였다고 영국의 저명 학술지 '네이처 제네틱스'에 발표를 했다. 머지않아 암 정복에도 새로운 전기가 마련되리라고 본다.

과학자들은 세포의 분열과 수명과의 관련을 설명하고자 하나의 가설을 세웠다. 세포를 배양하면 50회 정도 분열하고 더는 분열하지 않게 된다. 그래서 세포에는 분열 횟수를 헤아리는 어떤 기전이 있다고 생각하고, 그 기전이 바로 세포의 핵에 존재하는 텔로미어에 의해 발생된다는 이론이다. 물론 이론이란 늘 새로운 이론이 나타나면 소멸되지만, 지금까지 노화와 관련된 이론 중 가장 설득력 있는 이론이다.

지금까지 이론에서 텔로미어의 염기서열이 사람의 경우에는 TTAGGG라고 하는 배열이 250~2,000회 반복되고 있다. 이 DNA가 복제될 때마다 완전하게 복제되지 않고, 말단 부분이 조금씩 줄어든다. 이는 1회 복제할 때마다 약 20 염기 정도가 짧아진다. 만약 텔로미어의 끝부분이 거의 없어지게 되면 세포분열의 한계라고 본다.

지금까지 텔로미어와 관련된 연구들을 살펴보면, 노화의 속도를 단축하는 원인을 심리적 스트레스, 잘못된 섭생(feeding), 활성산소에 의한 산화적 스트레스, 비 신체적인 활동 등이라고 밝히고 있다. 특히 짧아진 텔로미어의 길이와 텔로머라아제(telomerase) 효소 활동의 감소 등은 심리적 스트레스와 관련이 있다고 강조했다. 또한 이것은 심장질환의 위험요소와도 관련이 있다고 밝혔다.

어떻게 하면 텔로미어를 활성화할 수 있을까?

많은 연구결과에 의하면, 신체적인 활동이 텔로미어의 활성화에 긍정적인 영향을 준다. 미국 미시시피 대학교와 캘리포니아 대학교의 공동 연구에서 미국인 20~84세 사이 6,500명의 건강 상태를 분석한 연구결과가 매우 흥미롭다. 이 연구 결과에 의하면, 웨이트트레이닝, 걷기, 격렬한 뛰기(또는 자전거 타기)의 3가지 운동 중 한 가지라도 하는 사람은 하지 않는 사람에 비해 텔로미어가 단축될 위험이 3%가 줄어들고, 2가지 이상을 하는 사람은 24%, 3가지 이상을 하는 사람은 29%까지 줄어드는 것으로 나타나, 다양한 복합적인 운동은 텔로미어에 긍정적인 영향을 준다고 밝혔다.

우리들은 수동적인 생활습관에서 능동적으로 몸을 자유롭게 움직이도록 해야 한다. 지금 시작해도 늦지 않다. 운동은 텔로미어의 길이가 짧아지는 것을 멈추거나 늦추는 효과가 있다는 것을 잊지 말아야 한다. 저항성 운동, 걷기와 달리기를 실천하여 텔로미어를 자극하고, 신진대사가 활발히 이루어지면, 세포가 활성화되어 미토콘드리아를 포함한 에너지 생성에 관여하는 항산화 효소가 활성화된다.

미토콘드리아의 개수를 늘려라.

우리 몸속에 수많은 세포들이 존재한다. 우리 몸이 건강하게 유지하려면 세포의 건강이 필수다. 그중 세포 속에 존재하는 미토콘드리아의 역할에 대해 깊이 이해할 필요가 있다. 우리 몸 세포 속에 존재하는 미토콘드리아는 생명을 유지하는데 필요한 에너지의 90% 이상을 만드는 역할을 한다. 그리고 우리 인체에 공통적으로 사용되는 에너지 ATP(아데노신 3인산)를 만든다.

세포 속의 미토콘드리아는 산소를 이용하여 에너지를 생산하는 발전소다. 우리 몸의 피루브산을 ATP라는 에너지원으로 만들어 근육을 사용하거나 혈액을 온몸으로 공급할 때 필요한 기본 생명 에너지다. 하지만 미토콘드리아가 줄어 산소가 부족하게 되면 피루브산은 에너지 물질이 되지 못하고 젖산으로 바뀌어 피로물질이 쌓이고 근육에 에너지가 부족하게 된다. 이렇듯, 에너지 생산의 기능이 떨어지면 건강에 빨간 신호등이 켜지게 된다.

최근 의학 전문지 발표에 의하면, '미토콘드리아 기능 저하증'이 각종 질병을 유발하는데 주요 원인이라고 밝혔다. 따라서 미토콘드리아의 기능이 떨어지면 고혈압, 당뇨, 비만, 암 등이 유발된다. 미토콘드리아의 기능 저하는 몸이 산성화되기 쉽고, 인체의 항상성 유지가 어려워진다. 즉, 미토콘드리아의 개수가 줄어들면 기능이 저하되고, 몸의 항상성이 문제를 일으키게 되면, 약 200가지가 넘는 각종 질병에 노출될 위험성이 매우 커진다.

건강한 세포 속 활동적인 미토콘드리아를 만들려면 어떤 방법이 있을까?

첫째, 미토콘드리아의 자체의 개수를 늘려야 한다. 이 미토콘드리아의 개수를 늘리려면 반드시 저항성 운동이 필수다.

둘째, 산성 식품보다는 알칼리 식품의 섭취를 늘려야 한다. 우리들이 섭취하는 음식들은 대부분 산성에 속한다. 우리 인체는 항상 산・알칼리 균형을 만들어야 한다. 간단한 pH검사를 검사를 통해 우리 몸의 산성화를 막아야 한다.

셋째, 미토콘드리아의 효율성을 증대시키기 위해 관련 영양소들을 이해해야 한다. 미토콘드리아의 효율을 늘리려면 비타민B 군의 전체 섭취가 중요하다. 그중에서 B6는 미토콘드리아의 에너지대사 유지에 필수적이며, 미네랄 중 마그네슘은 에너지를 만드는 데 필수적 원소다. 이 외에도, 아미노산 중에서는 엘 카르니틴은 미토콘드리아를 이동시키고, 코엔자임 큐텐은 산화방지제 역할을 하므로 이러한 영양소의 섭취는 미토콘드리아에 도움이 된다.

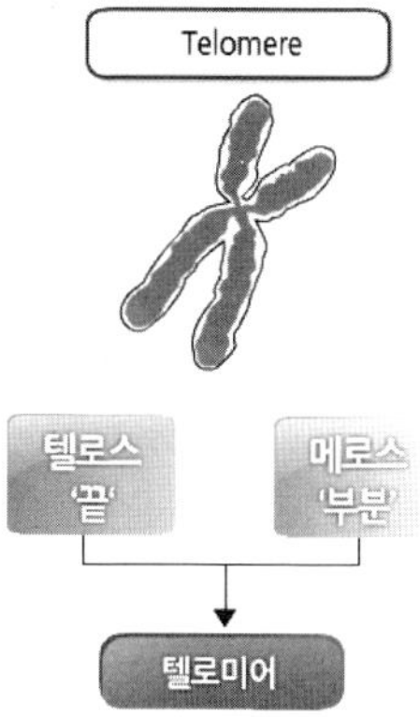

양쪽 끝 부분이 나이가 증가하면서 이 길이 짧아짐
→ 수명과 관계가 있다고 주장

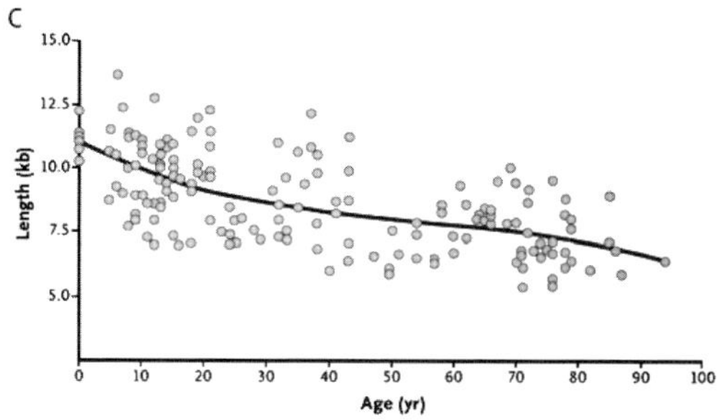

그래프는 나이가 증가함에 따라 텔로미어의 길이와 상관관계를 나타냄

텔로미어, Shelterin 이라는 단백질로 구성
→ 비정상적인 결합과 분해 방지

운동은 장수 유전자 [시르투인]을 자극한다.

시르투인(sirtuin)은 유기체에서 노화와 장수 조절로 변환하는 기전을 발견하여 주목받고 있는 유전자이다.
규칙적인 운동은 장수 유전자 시르투인(sirtuin)을 활성화한다.

건강은 건강할 때 지켜야 한다는 사실을 잊지 말아야 한다. 질병이 발생한 후 병원에서 치료하는 것보다 더 소중한 가치는 미리 예방하는 습관이다. 이 습관은 21세기를 지혜롭게 살아가는 생활 태도이다. Wellness 실천은 삶의 질을 높이고 개인의 의료비 절감 효과도 가져다준다. 늘 “미리 예방했다면” 하면서 항상 시간이 지난 다음에 후회하는 습관이 있다면 의식적으로 반드시 수정해 나가야 한다.

Wellness가 추구하는 방향은 질병에 노출되지 않도록 일상에서 건강한 습관을 만들어 가는 과정이다. 잘못된 습관에 의해 지출되는 의료비 증가는 개인이나 국가적으로도 엄청난 손실로 이어진다. 우리나라 보험 재정 적자가 늘어나는 이유가 바로 의료 비용이 늘어나고 있기 때문이다.

건강과 장수는 모든 사람들의 소망이다. 지금까지 발표된 많은 연구들은 운동이 건강과 장수의 비결이라고 말한다. 적당한 운동은 신진대사를 촉진해 혈액순환과 인체의 모든 기능을 향상시켜, 결국 면역력을 높인다. 그리고 적절한 중・저 강도 운동은 잠자는 500여 개의 유전자들을 활성화한다고 주장한다. 우리들이 주목해야 하는 사실은 규칙적인 운동이 면역 관련 주요 물질들 즉, **멜라토닌**(melatonin), **베타엔도르핀**(β -Endorphin), **미토콘드리아**(Mitochondria), **텔로미어**(telomere), **시르투인**(Sirtuin or Sir2 proteins) 등을 활성화한다는 것에 있다. 이러한 면역 관련 물질들은 규칙적인 운동과 매우 긍정적인 관련이 있기 때문에 운동은 선택 사항이 아니라 필수다.

특히 최근에 주목받는 것은 건강과 장수와 관련된 시르투인이라는 유전자이다. 이 장수 유전자는 2000년 미국 MIT 생명과학부의 레너드 가렌티(Leonard P. Guarente) 교수의 연구팀들이 최초로 발견했다. 우리 몸의 염색체는 나선형 모양의 DNA와 이 DNA를 실타래처럼 촘촘히 둘러쌓고 있는 히스톤 단백질로 이루어졌다. 시르투인(Sirtuin)은 수명과 노화에 관련된 반응 경로를 조절하고 통제하는 장수 유전자로 알려져 있다. 그리고 이것은 손상되거나 병든 유전자를 찾아내 빠르게 회복시키는 기능이 있다.

지금까지 시르투인과 관련된 연구들을 살펴보면, 우리 몸 안에 에너지 효율과 저 칼로리와 공복 상태에 나타나는 경보와 같이 스트레스 저항과 염증, 전사(transcription), 세포사멸(apoptosis), 노화 같은 세포와 관련이 있고, 에너지 대사 과정에 미토콘드리아와 관련하여 다양한 연구들이 소개되고 있다. 이 시르투인은 주로 우리 몸의 칼로리

제한이나 공복기 중에 더 활성화된다는 기전을 설명하고 있지만, 최근에는 걷기와 중강도 운동을 2개월 이상 꾸준히 지속하면 병과 노화를 막아주는 시르투인이 활성화된다는 연구들이 소개되어 주목받고 있다.

운동을 하면 미토콘드리아가 에너지를 만들기 위해 활성화되는데, 이때 미토콘드리아 내 NAD(지방, 탄수화물, 단백질을 분해하는 작용)의 생성량이 늘어나기 때문에 시르투인 유전자가 활성 된다는 설명이다.

활성산소(Free radical)와 항산화란?

우리가 건강증진을 위해 Wellness 실천 과정 중에 반드시 주목해야 할 사항은 활성산소와 항산화 작용이다. 모든 동물이나 식물은 산소 없이 살아갈 수 없다. 하지만 이 산소로 인해 치명적인 독성이 생성된다는 사실은 아이러니하다. 특히 인간은 입으로 먹는 음식물(지방, 탄수화물, 단백질)을 에너지로 산화 과정 중에 산소가 필연적으로 동원되면서 유해산소인 활성산소가 생성된다. 이 활성산소는 조직의 손상을 주기 때문에 우리 몸 스스로 보호하기 위한 항산화 작용이 존재한다. 우리 인체 내의 항산화를 돕는 항산화 효소로는 SOD(Superoxide dismutase), 카탈라아제(Catalase), 글루타치온(glutathione), 페록시다아제(peroxidase) 등이 존재한다.

우리는 운동 중에 세포 속에 있는 미토콘드리아에서 에너지를 만드는 과정 중에 산화작용과 항산화 작용에 대한 균형에 문제가 생겨 민감한 상태가 되지만, 건강한 사람은 생체의 활성산소를 불 활성화시키는 항산화의 능력이 갖추어져 있다. 그리고 우리 몸의 면역 세포들이 항원들과 싸울 때도 활성산소가 생성된다. 그래서 항상 우리 몸 속의 면역 세포들을 건강하게 만들어 주어야 할 필요가 있다. 하지만 외부로부터 병균이 침입하여 이것을 정상적으로 처리할 수 없는 상태가 되면 항산화 능력이 떨어지게 된다. 이러한 상태가 지속이 되면 세포에 포함하고 있는 지방과 단백질 그리고 유전자를 산화시켜 각종 질병과 노화를 촉진하게 된다. 따라서 이것은 건강한 DNA에 손상을 주어 활성산소를 증가시키는 원인이 된다.

탄력있는 아름다운 몸매를 유지하고, 또한 아프지 않고 건강하게 오래 살기를 위한다면, 지금부터 주저 없이 자신의 운동 실천 계획을 세워야 한다. 21세기를 살아가는 우리들은 운동이 바로 건강과 장수의 비결이라는 사실을 깨닫고 실천하기 바란다. 우리가 생각하는 노화와 수명이 하나의 운명이라고 받아들이기보다는 후천적으로 자신이 규칙적인 운동과 함께 운명을 만들어 가야 한다는 사실이다.

개인의 건강과 수명은 자신이 어떻게 관리하고 예방해 나가느냐에 따라 달라진다는 것이다. 우리 몸을 좀 더 이해하고 잠자고 있는 500여 개의 유전자의 스위치를 켜야 할 때이다. 그리고 또 하나 중요한 사실은 활성산소에 대한 인식을 가지고 활성산소에 노출되는 생활습관을 개선해 나가야 한다.

결론적으로 반복해서 강조하는 것은 건강은 건강할 때 지켜야 한다는 사실을 잊지 말아야 한다. Wellness가 추구하는 방향은 질병에 노출되지 않도록 늘 일상에서 습관화해나가는 것에 그 의의가 있다. 개개인의 의료비 증가는 국가적으로도 엄청난 손실로 이어진다. 우리나라 보험 재정 적자가 늘어나는 이유가 바로 의료 비용이 늘어나고 있기 때문이다.

고개를 들고 저 높은 하늘을 바라보며
저 먼 곳에서부터 다가오는 자신의 미래
그 아름다운 꿈을 향해 빛을 발하고 도약할 때,
더 힘차게, 더 건강하게, 더 아름답게 몸과 마음을 가꾸게 된다.

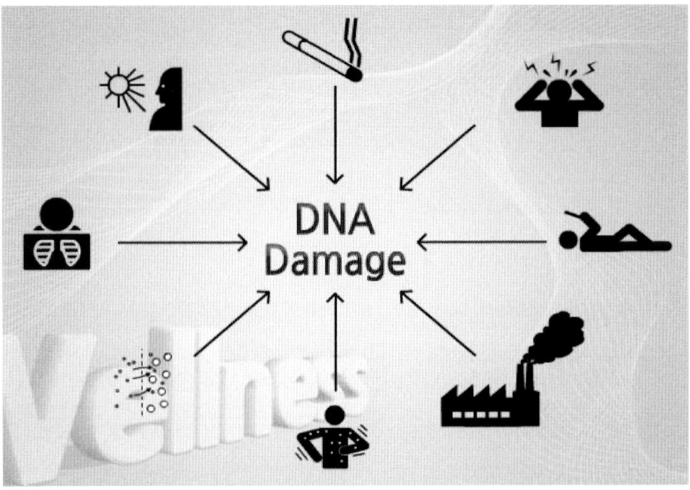

[트랜스지방]을 반드시 피하자!!!

트랜스 지방산(trans fatty aid)이란 식물성 기름의 가공 과정에서 식품을 좀 더 오래 저장하기 위해 인공적으로 만들어진 불포화 지방의 일종이다. Wellness의 핵심은 운동습관과 더불어 식습관을 개선하게 한다. 따라서 트랜스 지방의 위험요인을 소개해 본다.

지금까지 이 지구상에서 존재하는 나쁜 음식은 바로 트랜스 지방을 함유하고 있는 음식들이다. 트랜스 지방은 혈관과 심장질환을 일으키는 음식이라고 한다. 우리가 생활 주변에서 흔히 맛보게 되는 고소한 맛을 내는 패스트푸드, 가공식품, 버터, 마가린 등을 말하는데, 이 식품들은 반드시 멀리해야 한다. 이 트랜스 지방의 특징은 혈관을 딱딱하고 좁게 만들 뿐만 아니라 혈관에 한 번 쌓인 트랜스 지방은 몸 밖으로 나가지 않는다.

이 트랜스 지방은 그 위력이 천천히 나타난다. 대학생들은 동물성 지방보다 더 위험하다는 트랜스 지방이 함유된 식품들을 친숙하게 즐겨 섭취하고 있다. 따라서 여러분들이 선택한 오늘의 이 음식이 시간이 지난 다음, 나 자신에게 다시 돌아온다는 사실을 잊지 말기 바란다. 그러므로 고소한 맛의 유혹에 마음을 빼앗기지 말아야 한다.

지방은 크게 포화지방과 불포화지방으로 나누어진다. 동물성 지방인 포화지방은 수소가 가득 차 있어 고체 상태로 오랫동안 보존이 가능하다. 반면, 식물성 지방인 불포화 지방은 수소가 덜 차 있어 상온에서 장기간 보전하기가 어렵다. 그런데, 1950년대의 많은 학자들은 동물성 지방 섭취의 위험성을 보완하기 위해 식물성 지방에 많은 관심을 가지고 연구 개발에 관심을 쏟았다. 이 과정에서 인공적으로 만들어진 것이 제3의 지방이라고 불리는 트랜스 지방이 탄생되었다. 이때 많은 사람들은 새롭게 만들어진 트랜스 지방이 함유된 식품에 매료되기 시작했다.

아이러니하게도 미국 일리노이대학 Fred Kummerow 교수가 1957년에 심장병으로 사망한 한 사람의 심장 조직 속에 트랜스 지방을 발견하고, 그 후 동물실험을 통해 트랜스 지방이 유해하다는 연구 결과를 직접 입증하였다. 2000년대부터는 트랜스 지방이 인체에 유해하다고 주장하는 연구물들이 우후죽순처럼 나오기 시작했다. 마침내, 2006년 12월 뉴욕시는 레스토랑에서 트랜스지방 사용을 전면 금지시켰고, 2006년 FDA는 모든 가공식품에 트랜스지방의 함유량 표기를 의무화시켰다.

그리고 2015년 미국 식품의약국(FDA)은 트랜스지방을 안전하다고 인정하는 식품(GRAS) 목록에서 제외하겠다고 공식 발표하였다. 이러한 과정을 통해 2018년부터 트랜스지방의 사용을 전면 금지한다는 중대한 결정을 내렸다. 앞으로 식품 가공 업체들은 트랜스지방의 주요 원천인 부분 경화유(PHO)를 사용하기 위해서는 스스로 안정성을 입증하여 FDA로부터 별도의 승인을 받아야 한다.

그러면 트랜스지방이란 구체적으로 무엇을 말하는 것일까?

트랜스 지방(trans fats)이란 학문적으로 트랜스 불포화 지방산(trans-unsaturated fatty acids), 트랜스 지방산(trans fatty acids), 혹은 부분 경화유(PHO; partially hydrogenated oils)라고 이름을 붙이고 있다. 부분 경화유(PHO; partially hydrogenated oils)란 불포화 지방산이 많은 식물성 액상 기름에 수소를 첨가시켜 얻은 고체 상태의 지방을 말한다. 이렇게 만들어진 부분 경화유가 바로 트랜스 지방이다.

이것은 액체 상태의 식물성 기름을 가공을 통해 마가린, 쇼트닝 등 고체, 반고체 상태로 만드는 과정에서 생성되는 독특한 형태의 지방산이다. 트랜스 지방산은 유지(마가린, 쇼트닝 등), 양념(마요네즈, 소스 등), 빵(햄버거, 도넛, 피자, 케이크 등), 과자(파이, 쿠키, 팝콘 등), 인스턴트식품(수프 등), 튀김, 유제품, 어육 제품 등에 많이 들어있다.

맛은 고소하고 좋지만, 전 세계적으로 가장 흔한 사망 원인인 관상동맥/심장 질환의 위험을 증가시키고 있다. 이것이 우리 몸속에 들어오면 포화 지방과 같은 역할을 하며 혈중 콜레스테롤 수치를 높이는 경향이 있다. 식품 라벨을 관찰할 때, 트랜스 지방이 0임을 나타내는 식품 라벨은 제품당 1 회 섭취량이 0.5 그램 미만임을 의미한다.

이 트랜스지방은 자연에서 보기 드문, 하나의 인공으로 만들어진 불포화 지방이다. 그리고 이 트랜스지방은 액체인 식물성 기름을 고체로 전환하는 과정에서 고온으로 가열하거나 혹은 인공적으로 수소를 첨가하게 되어 만들어진다. 이것을 우리는 '제3의 지방' 즉, 비자연적인 식품이라고 이름 붙이기도 한다.

트랜스 지방이 함유된 식품들의 특징은 식품의 식감과 맛을 좋게 하고 보존 기간을 늘려주는 장점이 있다. 이 부분 경화유는 특히 마가린, 쇼트닝, 과자, 케이크에 많이 사용하고 있다. 대표적인 트랜스 지방 식품이 바로 쇼트닝과 마가린이다. 이 두 가지 식품은 불행하게도 20세기에 사람들로부터 건강식품이라고 불리기도 했다. 트랜스 지방이 함유한 식품은 특히 고소한 맛을 내고 식품의 변질을 지연시키며 가격도 저렴하여 널리 사용되고 있는 식품이다. 그러나 신의 선물이라고 불릴 정도로 고소한 맛을 내던 트랜스 지방은 FDA로부터 사망선고를 받았다.

특히 트랜스 지방은 우리 몸속에 들어오면 나쁜 콜레스테롤이라고 부르는 LDL의 수치를 높이지만, HDL이라는 좋은 콜레스테롤의 수치를 낮추어 관상동맥질환, 뇌졸중 등을 포함하여 심혈관 질환의 사망률을 높인다고 한다. 그뿐만 아니라 당뇨, 불임, 유방암 등의 발병률을 높이고, 비만과 여드름, 아토피 피부염, 기억력 저하, 치매, 과잉행동 장애 증후군, 뇌 기능 장애까지 다양하게 나타난다고 한다. 결론적으로 트랜스 지방은 전 세계적으로 관상동맥과 심장질환의 사망에 관련된 주요 원인이라는 위험성이 지속해서 입증되고 있다.

우리는 트랜스지방이 유해하다는 사실에 주목해야 한다. 왜냐하면 우리 젊은이들은 이것저것 따지지 않고 음식을 섭취하는 나쁜 습관이 있기 때문이다. 그리고 음식이나 식품을 선택하기 전에 트랜스 지방이 포함된 것을 인식했다면, 그 식품은 반드시 피해야 한다. 특히, 젊은 학생들이 좋아하는 패스트푸드의 프렌치프라이, 인스턴트 식품인 냉동 피자, 냉장 도넛, 전자레인지 팝콘, 유제품인 마가린, 마요네즈, 쇼트닝 등은 물론 가공식품인 케이크, 쿠키, 빵, 파이, 크래커, 비스킷 등은 피하기 바란다. 이러한 음식들은 대사 활동을 방해하기 때문에 반드시 피하고, 또 건강한 방법으로 직접 요리를 해 먹는 것이 좋다.

우리 몸을 스스로 지켜나가려면 트랜스 지방을 줄여야 한다. 따라서 식품 라벨에 표시된 트랜스지방 함량을 꼼꼼하게 살피는 의식적 행동이 필요하다. 20세기 우리 인류가 만들어 낸 최악의 식품은 이제 우리들의 먹거리에서 제외해 나가야 한다. 그리고 보존 기간이 오랫동안 가능한 쿠키나 과자 같은 식품과 기름으로 튀긴 음식들을 피해야 한다. 자연에 가까운 음식들이 여러분들의 건강을 지켜 준다는 사실을 잊지 말기를 간절히 소망한다.

아직도 흡연자입니까? 당신은, 담배의 종입니다.

아직도 그대가 흡연한다면, 심각하게 다시 생각해야 한다. 담배 한 개비가 당신의 소중한 생명을 무려 12분을 강탈해가기 때문이다. 담배를 포기한다는 것은, 그대 생명의 길이를 더 길게 하는 길이다.

자신의 몸속에 수많은 세포들이 자기 주인을 위해 충성스럽게 일을 하고 있는데, 오히려 그 주인은 흡연으로 인해 자신의 충성스러운 세포들에게 무참히 테러를 가한다. 그러면 세포들이 참고 견디다가 반란을 일으키게 된다. 흡연자들이 시간이 지난 다음에 후회스러운 결과를 만드는 광경을 우리 주변에서 자주 보게 된다.

많은 흡연자들과 상담을 해 보면, 그들은 금연을 원하거나 혹은 금연하기 위해 수많은 결심을 한 경험이 있다. 주로 새해 첫날부터 금연에 대한 새로운 각오를 작심 3일로 마감한다. 왜 그럴까? 습관 때문이다. 습관을 고쳐 나가려면 노력이라는 대가를 지불해야 한다. 나쁜 흡연 습관을 바로잡으려면, 자신과의 싸움에서 승리해야 흡연으로부터 완전한 해방을 경험하게 된다.

또한 금단증세에 대한 두려움이 무의식중에 학습한 경험과 실제로 여러 번 금연 시도를 반복하여 중도 포기하기 때문에 금연에 실패하는 사람들도 있다. 금연을 시도하다가 여러 차례 실패하게 되면, 학습된 무기력(learned helplessness)이 생긴다. 이것이 생기면 금연에 성공하기란 무척 어렵다. “금연은 힘들다, 혹은 불가능하다”라고 마음의 한계를 만들기 때문이다. 이것을 부수면 된다. 부수는 힘은 누구에게나 있다. 이 한계를 넘어설 가능성을 깨닫게 된다면 흡연으로부터 자유로움을 얻게 된다. 이것은 생각보다 쉽다.

담배의 종노릇 그만해야 한다.

폐암으로 고인이 되신 코미디언의 거장 고 이주일 선생님의 절규가 아직도 필자의 기억에 생생하다. “여러분 담배 그거 독약입니다” 자신이 경험했던 처절한 폐암 말기를 극복하려고 노력했지만 암 말기라는 큰 산을 넘지 못했다.

그는 이렇게 외치다가 운명하고 말았다…. “여러분, 금연하세요! 여러분, 금연하세요! 여러분! 금연하세요!”

담배는 여러분에게 씻을 수 없는 고통과 불행을 주는 독약 중에 독약이다. 담배에는 4,000여 화학물질 성분이 함유되어 있고, 60여 종의 발암물질이 포함되어 있다. 이런 성분들은 심각한 질병들을 유발하고 있다. 특히, 흡연은 폐암 발생에 가장 위험한 원인 중에 하나다. 그리고 전 세계적으로 암과 관련된 사망의 주된 원인이다. 우리나라의 경우, 흡연으로 폐암이나 폐 질환으로 사망하는 아까운 생명은 하루 130명, 1년이면 무려 5만 명으로 해가 갈수록 점점 늘어나고 있다.

흡연은 폐암, 식도암, 구강암, 인후암, 후두암 등 발병률을 증가시킨다. 흡연은 흡연 경험이 오래될수록 그리고 흡연량이 증가할수록 암에 노출될 위험도가 증가한다. 이뿐만 아니라, 호흡기 질환과 여러 질병에 노출될 위험도 증가한다. 흡연은 본인뿐 아니라 주변에도 악영향을 미치며, 주변 환경도 불결하게 만든다.

흡연은 완전히 우리 몸에는 백해무익하다.

필자는 종종 캠퍼스에서 흡연하는 학생들을 만나 금연을 권유한다. 하나 놀라운 사실은 대다수의 학생들은 흡연이 몸에 해가 된다는 사실을 잘 알면서도 흡연을 지속한다는 것이다. 필자는 KBS가 보도한 흡연 경력 14년과 27년 된 성인의 허파를 분석한 사진을 보여주며 주변 사람들에게 금연을 권유하기도 한다. 이들의 폐활량은 모두 정상이지만, CT 영상에 나타난 말초 기관지가 터져서 주변 조직보다 검게 변한 모습을 보여준다. 이 영상 사진을 본 학생 중에 한 학생이 금연을 시도한 지 한 달이 되어간다고 고백한 사실도 있었다.

TV에서 사랑받았던 연예인 이주일, 이미경, 박광정, 여운계 등 이들 모두가 담배로 자신의 생명을 지키지 못했다. 늘 시간이 지난 후, 후회하는 나쁜 습관에서 벗어나야 한다. 이 Wellness는 여러분의 고귀한 생명을 보다 온전하고 건강한 삶으로 만들어 간다는 사실을 잊지 말기 바란다.

흡연을 지속하면 혈관이 먼저 수축하여 혈액순환에 방해가 되는 악순환을 만들어 낸다. 하지만 담배를 끊으면 심장이나 뇌, 그리고 혈관, 호흡 등에 개선되는 효과가 나타나기 시작한다. 영국 하트퍼드셔 대학교(University of Hertfordshire) 연구에 따르면 남성은 하루 흡연량을 개비 단위로 구체적으로 정해 서서히 줄여나가면서 끊는 방법이 효과가 있다고 강조했다. 그리고 여성인 경우는, 주위 사람들에게 금연을 선포한 뒤 단번에 끊는 것이 성공 확률을 높일 수 있다고 했다.

필자도 미국 유학 시절 하루 한 갑 피워온 해비 스모크였다. 어느 날 금연 광고에 나오는 카피 문구를 보고 그날 바로 금연을 결심했다. "오이는 피클이 됩니다. 하지만 피클은 절대 오이가 되지 못합니다." 깊이 생각해 보길 소망한다.

[술]이 사람을 마신다?

술은 에펠탑 효과란 이야기처럼, 많이 경험하면 할수록 친밀감이 상승하고 그로 인해 대상에 대해 우호적인 반응을 보이게 된다. 시간이 갈수록 주량이 증가되어 빠져나올 수 없게 된다. 술은 양면성이 존재하고, 또 술은 과유불급(過猶不及)이다. 사람이 술을 마시면, 즐거움이 생기지만, 술이 사람을 마시게 되면, 술의 종노릇을 하게 된다.

술은 일상생활에 매우 익숙한 습관이다. 우리가 음주를 하고 난 다음 시간이 지나서 발생되는 얼굴 빨개짐, 오한, 어지러움, 메스꺼움, 두통, 구토, 무기력증, 갈증 등은 왜 일어날까?

일반적으로 음주로 인해오는 힘든 현상이나 숙취 현상의 원인은 알코올이 분해과정에서 발생하는 강한 1급 발암 물질인 아세트알데하이드(acetaldehyde)라는 대사물질 때문이다. 이것이 바로 숙취의 원인이 된다. 술이 체내로 들어오면 약 20% 정도는 위와 점막에서, 나머지 약 80%는 소장에서 흡수하여 간으로 이동한다. 체내로 들어온 알코올의 90%가 간에서 처리하게 된다. 간은 술의 주성분인 에탄올을 분해하는 과정에서 아세트알데하이드라는 독성물이 생성된다. 이 아세트알데하이드가 인체 건강에 어떤 영향을 미치는지 자세하게 인식할 필요가 있다.

첫째, 음주습관은 뇌의 기능을 떨어지게 하여 중독으로 이어진다. 음주습관에 노출되어 있는 사람들의 안와전두피질(Orbitofrontal Cortex: OFC)이 활성화한다는 연구결과들이 쏟아져 나왔다. 이 기능은 감정적 의사결정, 공격성 조절, 공포 소거, 감정적 공감에 관여하는 기능이다. 하지만 음주에 취약한 체질은 안와전두피질의 기능이 고장을 일으킬 확률이 높다고 한다. 술을 마신 후에 안와전두엽의 본래 기능에 문제가 생기게 되었을 때, 술을 그만 마셔야 한다는 조절력을 상실하게 만든다는 것이다. 예를 들어 여러 친구가 모여 술을 마시다가 그중 한 친구가 "2차" 혹은 "3차"를 더 마시자고 강하게 고집을 부리는 친구의 경우 안와전두엽에 문제가 발생한 상태라고 보면 된다. 이 상태가 나타나면 금주해야 한다. 여성은 남성보다 안와전두엽의 문제가 더 심각하게 노출됨으로 바른 음주습관을 가지도록 해야 한다.

둘째, 음주습관은 부정맥 질환, 대사증후군, 당뇨병과 같은 합병증의 발병 위험에 노출이 된다. 아세트알데하이드라는 독성물질은 직접 심장근육에 독성을 발휘하거나 교감신경을 흥분시켜 심장세동에 위험성을 높인다. 심장에서 고인 피가 혈전을 만들어 심장 밖으로 떨어져 나가서 혈관을 막게 되면 뇌졸중이나 동맥경화 등의 위험성을 높인다.

셋째, 음주습관은 대사기능의 문제를 일으켜 다이어트에 완전히 적이 된다. 술 자체의 칼로리는 지방으로 쌓이지는 않지만, 식욕을 자극하여 비만을 유발한다. 그리고 중요한 사실은 알코올이 지방분해를 방해한다. 특히 내장에 지방이 쌓이게 되는데, 음주습관이 있는 사람들의 특징이 바로 내장 비만이다. 필자가 학년별 복부지방을 분석해 본 결과 학년이 올라갈수록 복부비만이 상승된다는 사실을 확인하고, 대학생들은 학년이 올라갈 수록 음주습관이 많아진다는 사실을 유추할 수 있었다.

넷째, 음주습관은 내당능장애(impaired glucose tolerance)**로 이어질 가능성이 매우 높다.** 내당능장애란 당뇨병의 바로 직전 단계다. 술 속에 상당한 당질이 포함되어 인슐린을 반복적으로 자극을 가하기 시작한다. 이러한 음주습관이 지속한다면 혈당조절에 문제를 일으킨다. 그뿐만 아니라 췌장이 밤새도록 자극을 받기 때문에 제2형 당뇨병으로 이어질 가능성이 높아지게 된다.

다섯째, 여성은 남성보다 알코올의 위험성이 두 배나 높다. 여성은 남성에 비해 간에서 알코올을 분해하는 알데히드 분해 효소(ALDH)의 능력이 떨어지기 때문에 음주습관에 유의해야 한다. 그리고 음주는 호르몬의 불균형을 일으켜 생리가 불규칙하게 되어 불임에 원인이 된다. 특히 임신한 여성들은 태아 알코올 증후군으로 인한 기형아 출산의 가능성을 배제할 수 없기 때문에 반드시 술을 마시지 말아야 한다. 그러므로 건전한 음주습관을 가지는 것이 중요하다.

청운의 꿈을 가지고 들어온 대학이나 사회에 첫발을 내딛는 순간 처음 술을 배우는 사람들이 많이 있다. 낮에는 그저 오리엔테이션 행사 중 하나로 이모저모 얘기를 듣고, 밤이 되어서는 뜻하지 않았던 술자리가 생긴다. 선배들과 신입생들이 서로 섞여 앉아 통성명하고 바로 음주가 시작된다.

대학 신입생 오리엔테이션부터 접한 술 마시는 습관이 날이 갈수록 점점 더 그 횟수가 증가하면 이러한 습관들은 훗날 질환으로 이어질 확률이 높아진다. 지나친 음주습관은 알코올중독뿐 아니라, 암 발생에 영향을 미쳐 구강암, 인후암, 식도암, 직장암, 대장암, 간암과 밀접한 관련이 있다. 지금까지 많은 연구에서 음주량이 증가할수록 암 발생 위험도가 증가한다고 보고되고 있다. 하지만, 선배들과 친해지려면 술자리에 많이 참석해야 하고, 또 대학 축제날이면 진탕 마시게 된다. 이러한 형태의 술 마시는 문화는 해가 바뀌어도 변화가 나타나지 않는다. 한 학생이 고백한 이야기가 충격을 주었다. "공부보다 음주를 위해 학교를 다니는 것처럼, 주객전도가 된 느낌을 받았다"는 이야기이다.

그러면, 우리 삶 속에서 술 문화를 바꾸어 나갈 수는 없을까? 물론 적당한 음주는 어색한 인간관계를 부드럽게 만들어 주는 것도 사실이라, 인간관계에 있어 술은 윤활유 역할을 하기도 한다. 하지만 음주습관은 그보다는 더 많은 문제점을 야기하고 있음을 인식해야 한다. 특히 주 3회 이상 술을 마시는 시간을 1년 단위로 환산하여 계산하면, 그 시간은 자신이 준비하는 미래를 강탈당한 시간이라는 사실을 잊지 말자.

우리나라는 경제 규모가 급속하게 성장하고 100세 장수 시대가 도래되고 있지만, 누구나 삶의 질이 높거나 행복하게 살아가는 것은 아니다. 이러한 삶을 만들어가는 바탕은 바로 개개인의 건강이다. 건강은 삶의 질도 높여주고 또 행복감도 안겨주지만, 이것은 자연적으로 만들어지는 것은 결코 아니다. 술로 인해 자신의 몸과 마음이 피폐해져서는 안 된다.

그 밖에 술과 흡연이 건강에 미치는 위험 요인은 더 많이 있지만, 특히 미래를 준비하는 우리들의 젊은이에게는 건강한 몸과 마음을 가꾸어 나가야 할 필요가 있다. 술과 흡연 행위보다 더 소중한 가치란, 자신의 변화된 건강습관을 만드는 것이다. 술자리를 거절하는 습관이 중요하며, 술을 무조건 강요하는 문화도 개선해야 한다. 이 장을 통해 상대방을 더 배려하고 건전한 음주문화를 만들어가길 간절히 소망한다.

CHAPTER 3

Wellness 실천하기 Ⅱ

W·E·L·L·N·E·S·S·L·I·T·E·R·A·C·Y

실천은 변화를 낳고, 변화는 새 역사를 쓴다.

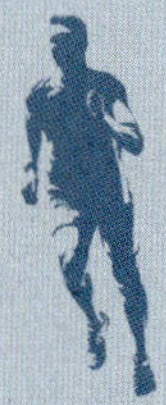

면역력을 높이기 위해, [생활습관]을 바꾸자!!

면역(immunity)이란 간단히 설명하면 인체의 외부에서 들어온 병원균에 저항하는 능력을 말한다. 정상적인 인체는 자연치유 능력을 가지고 있다. 이것은 잘못된 생활습관, 식습관, 운동을 멀리하는 습관, 휴식습관, 스트레스, 지나친 음주, 흡연 등이 면역기능을 약화하는 원인이 된다.
이것이 무너지면 다 무너진다.

옥스퍼드 사전에 의하면, 면역의 정의는 "백혈구의 작용으로 특정 감염이나 독소에 저항하는 생물체의 능력"이라고 한다. 면역이란 어원은 병을 발생시키는 바이러스나 박테리아 같은 병원체가 우리 몸속의 침입으로부터 제거되거나 방어하여 질병이 발생하지 않도록 방어하는 작용을 의미한다. 그래서 면역의 어원이 '면한다'는 뜻과 '자유한다'는 뜻에서 유래된 것이다. 면역체계란 인체의 내부 환경이 외부의 인자인 항원(antigen)인 미생물 또는 그 생성물(독소), 음식물, 화학물질, 약, 꽃가루, 동물의 변 등으로부터 방어하는 체계다.

우리들의 삶 속에 면역과 스트레스란 관심이 높아지고 있다. 그리고 면역과 스트레스라는 표현은 TV나 일상생활 속에서 자주 회자되는 키워드다. 면역은 우리 몸을 방어하는 기능이고, 스트레스는 외부의 자극이나 변화에 의해 자극받는 생리적, 심리적, 행동적 반응이다. 우리가 살아가면서 스트레스 없는 삶은 불가능 할 것이다. 스트레스는 두 가지로 구별되는데 어떤 스트레스는 생활의 리듬을 방해하는 것이 있고, 어떤 스트레스는 생활에 약이 되는 스트레스도 있다. 이러한 것을 잘 구별하기란 힘들지만, 수면에 방해가 지속된다면 면역기능을 약화하게 만든다. 면역력을 유지하거나 높이는 생활습관에 대해 관심을 가지고 다음과 같이 실천해 나가자.

❶ 스트레스를 줄여야 한다.

우리들은 항상 스트레스에서 벗어나려고 노력해야 한다. 스트레스는 지속시키는 것보다 빨리 해결하는 것이 건강에 더 효과적이다. 따라서 스트레스 관리를 통해서 일상생활의 활동과 휴식의 균형을 만들어 가야 한다. 스트레스는 건강한 삶을 유지하는데 매우 중요하다. 또한 교감신경의 과도한 긴장을 억제하고, 부교감 신경을 적극적으로 자극하며 몸과 마음을 긴장으로부터 이완해 나가야 한다.

❷ 우리가 매일 섭취하는 음식의 종류들을 잘 식별해야 한다.

우리가 매일 먹고 마시는 음식은 소화기관을 자극하여 부교감 신경을 활성화한다. 하지만 건강해진다는 이유로 어떤 특정 음식을 강하게 부정하는 방법은 옳지 않다. 왜냐하면, 그것은 스트레스로 작용하여 역효과를 나타낼 수 있기 때문이다.

면역력을 키우기에 좋은 음식 섭취방법을 참고하기 바란다.

- 현미, 멸치류, 콩류 섭취를 권장함.
- 발효 식품을 적극적으로 섭취함.
- 식이섬유를 많이 섭취하여 장을 튼튼하게 함.
- 신맛과 쓴맛 매운맛도 인체에는 필요함.
- 따듯한 물을 충분히 마시도록 함.
- 음식은 천천히 맛보며 즐기도록 함.

❸ 약물과의 인연을 끊어야 한다.

우리 몸은 외부로부터 침입한 바이러스를 처리할 수 있는 항체 시스템을 갖고 있다. 즉, 몸의 림프구는 바이러스 감염으로부터 몸을 방어하는 기능을 하는데, 평소에는 휴면 상태이지만, 바이러스가 침입하게 되면 급속도로 증식하여 바이러스를 공격한다. 이러한 과정에서 발열과 염증이 동반되는데, 하루에서 이틀이면 고열은 대부분 가라앉고 몸도 회복된다. 결국 발열과 염증은 바이러스를 퇴치하는 과정에서 동반되는 현상인데, 이를 참지 못하고 많은 해열제나 소염제를 복용하는 것은 항체 활동 과정의 자연치유력을 잃게 한다. 따라서 소염진통제, 혈압치료제, 스테로이드제(부신피질 호르몬 유사체들) 등의 약물을 차츰 줄이고 멀리해야 한다. 왜냐하면 이러한 약물은 교감신경을 자극하여 면역력을 약화시키기 때문이다.

❹ 목욕으로 신체의 체온을 높이기 바란다.

목욕은 체온을 올려 면역력을 높인다. 체온을 1℃ 올리면 면역력은 5배가 강해진다는 것은, 따뜻한 물로 체온을 상승하는 작용을 통해 혈액의 흐름이나 대사능력이 활발해져 온몸의 면역력을 강하게 만들기 때문이다. 그뿐만 아니라 뜨거운 물은, 교감신경을 자극하여 몸과 마음의 활력을 불어넣을 뿐 아니라 사람을 기분 좋게 하여 부교감 신경 활동도 촉진시켜 질병의 예방에도 유용한 방법이다.

❺ 심호흡을 의식적으로 반복하기 바란다.

호흡은 자신의 의지로 조절할 수 있고 면역력을 높일 수 있으므로 건강에 큰 도움을 준다. 자율신경은 의지와 상관없이 활동하며 호흡을 조정하는 것으로 숨을 들이마실 때 교감신경이 작용하고, 숨을 내쉴 때 부교감 신경이 작용한다. 이때 몸속에 산소가 지나치게 많이 들어오면, 몸은 이것을 배설하려고 부교감 신경을 활성화한다. 그러므로 항상 의식적으로 호흡을 하는 것은 무리겠지만, 하루 적당 시간을 의식적으로 심호흡하는 것은 부교감 신경을 자극하므로 기분이 안정된다. 또한 혈관이 확장되어 혈류가 개선되면서 맥박이 천천히 뛰게 되는 효과도 있다.

❻ 만병에는 웃음만 한 치료가 없다.

웃음은 궁극적으로 부교감 신경을 자극하여 면역력을 높여 준다. 웃음을 자아내는 프로그램을 자주 보게 되면 몸과 마음이 편안하고 이완되어 쉽게 병에 걸리지 않기도 하지만 환자도 빨리 치유될 수 있다는 연구결과가 있다. 웃음은 면역세포를 활발히 작용하게 하기 때문이다. 억지로라도 항상 싱글벙글 하면 면역력을 높일 수 있다.

로버트 실버스타인(Robert Silverstein) 박사는 웃음은 면역력과 자연치유력을 향상시키고 통증을 억제한다고 밝히고 있다. 웃음은 스트레스를 해소함으로써 간접적으로 면역력을 향상시키는 효과가 있다. 그리고 웃음은 스트레스 호르몬인 에피네프린(epinephrine)을 줄어들게 하여, 자연 킬러세포(NK)와 T세포 등 면역세포들의 활동을 활성화하기 때문에 결국 면역력이 향상된다.

최근 웃음과 면역기능에 대한 흥미 있는 연구결과가 있다. 일본 오사카 대학의 웃음과 면역 지표에 대한 실험에 따르면, 코미디 프로그램을 보고 크게 웃은 환자들은 자연살해세포(Natural Killer Cell: NK 세포)의 활성도가 이 프로그램을 시청하기 전(평균=26.5%) 보다 더 높아졌다고 밝혔다(평균=29.4%). 약 3% 정도가 코미디 프로그램이 영향을 준 것이다. 이에 반하여 교양 프로그램의 시청을 한 비교집단은 NK 세포의 활성도가 약 2%가 낮아진 것으로 나타났다.

또한 캘리포니아의 로마린다(Loma Linda University) 의대의 실험에 의하면, 웃음과 유머는 T 세포와 NK 세포를 활성화한다고 주장했다. 따라서 면역력을 강화하는 감마 인터페론(interferon gamma)의 생성을 부추기고 새로운 면역세포의 생성을 가속화한다고 밝혔다.

❼ 적당한 운동은 긴장을 풀어 주어 면역력에 도움이 된다.

운동은 몸에 열을 발생하여 혈액순환을 촉진하기 때문에 면역력을 높이는 데 효과적이다. 그뿐만 아니라, 우리는 일상에서 중력을 거스르며 살기 때문에 중력에 버틸 수 있는 골격 강도를 유지하는 적당한 운동의 실천은 건강 유지의 가장 기본이 된다. 최근 연구에 의하면, 적당한 운동은 장수와 관련된 유전자들을 활성화하기 때문에 면역력이 증가된다고 밝혔다.

❽ 충분한 수면은 면역력을 높인다.

수면은 무의식 상태에서 행해지는 뇌와 신체의 휴식이다. 수면 상태에서 우리 몸의 면역력은 회복되는 자연치유(nature healing) 기능이 있다. 우리 몸은 스스로 치유되도록 설계되어 있다. 이것은 타고난 생명력이다. 이 자연치유의 기전은 누구에게나 해당된다. 체온, 혈압, 전해질 균형, 기타 생명 유지 과정을 지배하는 메커니즘인 항상성(homeostasis) 균형을 만들어 준다.

특히, 우리 몸의 세포들은 밤사이 숙면을 하는 동안에 활발하게 활동하여 세포들을 정상적으로 만든다. 하지만 현대인들은 TV 시청, 휴대폰, 컴퓨터 등의 전자 기기들로 인해 숙면을 취하지 못하고 불면증에 시달리는 경우가 종종 있다. 빛과 소음 등은 수면 리듬을 방해하기 때문이다. 이외에도, 멜라토닌(melatonin)은 수면과 관련이 깊다.

멜라토닌은 숙면을 유도하는 호르몬이다. 뇌에서 멜라토닌의 생성과 방출은 하루의 시간과 관련이 있으며, 어두울 때 증가하고 일정한 시간이 지나면 감소한다. 이 호르몬의 생산은 나이가 증가함에 따라 감소한다. 이 멜라토닌의 기능을 높이려면 낮에 햇빛을 받아 광합성을 해주면 멜라토닌이 잘 분비되어 수면에 도움이 된다.

이 글을 읽는 독자들은 면역기능의 중요성을 깨닫고, 부지런히 규칙적인 운동을 습관화하여 더 나은 자신의 건강을 만들어 가길 축복한다. 우리들의 삶의 한 가운데는 직접 느끼지는 못하지만 무수한 세균과 유해 물질의 위험성에 노출되어 살아가고 있다. 이것을 피해 살아갈 수는 없지만 정상적인 면역체계는 이것들을 방어해 나갈 수 있다. 그러나 면역기능이 떨어진다면 질병으로부터 자유롭지 못할 경우에 처할 확률이 높아진다. 최근 심장 전문의 프레데리크 살드만(Frederic Saldmann)의 내 몸 치유력을 높이는 법을 소개하면서 이 글을 마무리한다.

1. 하루 8시간 이상 잠자지 말라.
2. 매일 30분씩 운동하기.
3. 식사 전 따스한 물 마시기.
4. 식사 중간에 5분 정도 쉬어라.
5. 계단을 자주 오르내려라.
6. 10~24시간 간헐적 단식을 하라.

체중은 [건강의 신호등]이다.

정상적인 체중을 지키는 유일한 방법은 올바른 식이 요법과 운동이다. 인생을 좀 더 풍요롭게 살기를 원한다면, 소식하고, 운동하고, 숙면하고, 평상심을 유지해야 한다.

비만과 인슐린 저항성은 대사증후군(dyslipidemia), 제2형 당뇨병, 아테롬성 동맥경화증(atherosclerosis), 심혈관 질환(cardiovascular disease) 등과 밀접한 관련이 있다. 과체중과 비만증은 신진대사 기능에 깊숙한 영향을 끼친다. 따라서 현대인들에게 과체중과 비만은 심각한 의학적인 문제로 나타나고 있다.

시상하부에는 섭식중추와 포만중추라고 불리는 한 쌍의 식욕조절 중추가 존재한다. 섭식중추는 배가 고플 때 자극을 받아 음식을 섭취하도록 유도한다. 이 섭식중추가 강한 자극을 느끼게 되면 과식을 유발하기 때문에 식사시간을 건너뛰지 말아야 한다. 그에 반하여 포만중추는 배가 부를 때 자극을 받아 음식 섭취를 통제하게 된다. 이때도 마찬가지로 포만중추에 강한 자극을 받게 되면 음식을 거부하는 거식증이 유발

될 수 있다. 이 두 가지의 상호 보완작용 기전을 늘 인식하며, 늘 규칙적인 식사 시간을 정해놓고 적정량의 음식을 바르게 섭취하는 식습관을 가질 필요가 있다.

시상하부에는 에너지가 들어오고 나가는 것을 직접 감지하는 수용체가 존재하지 않지만, 렙틴, 그렐린, 인슐린, 콜레시스토키닌(cholecystokinin) 등 호르몬에 반응하는 부위가 있고, 신경펩타이드(NPY)나 기타 음식 섭취에 미치는 신경전달물질을 분비하는 곳도 존재한다. 신경펩타이드(peptide)란 신경계에서 발견되는 모든 펩타이드들을 말한다. 따라서 우리는 체중이 증가하는 이유에 대해 자세하게 이해할 필요가 있으며, 다음과 같이 5가지의 유의사항들을 항상 기억하고, 실천해 나가야 한다.

첫째, 복부비만은 여러 가지 만성 성인병과 관련이 있기 때문에 반드시 관리해 나가야 한다. 특히 음주습관으로 인해 늦은 저녁 시간에 기름진 안주와 술을 마시게 되면, 지방조직이 늘어나게 되고 염증 발생률이 높아지기 때문에 복부비만은 더 심각해진다. 따라서 에너지 평형의 메커니즘을 잘 이해하고 섭취한 에너지와 소모되는 에너지를 잘 판별하여 건강한 식습관을 만들어가야 한다.

둘째, 엔도카나비노이드(endocannabinoid)라는 호르몬이 에너지 평형과 조절에 영향을 미친다는 사실을 기억해야 한다. 엔도카나비노이드는 마약과 같이 중독 성분을 가지고 있어 기름진 음식을 맛본 사람은 계속 먹고 싶어 하는 욕구가 생기게 된다. 비만증 환자들을 상대로 한 연구를 살펴보면, 비만 환자들은 인슐린과 렙틴의 수준이 높게 나타나는 것과 마찬가지로 엔도카나비노이드의 수준이 높은 것으로 보아 체중 증가에 중대한 영향을 미친다고 한다.

셋째, 오메가-3는 쌓인 지방세포들을 밖으로 꺼내 연소하는 기능이 있기 때문에 음식을 통해 많이 섭취해야 한다. 반대로 오메가-6 불포화 지방산이 많으면 지방세포의 크기와 수를 증가하는 기능을 가지고 있다. 현대인들은 오메가-3를 적게 섭취하는 것뿐만 아니라 오메가-6는 과하게 섭취하는 것이 문제다. 이것을 예방하기 위해서는 오메가-3의 섭취를 늘려나가야 한다. 이 오메가-3 지방산이 많이 함유된 들기름, 올리브유, 아마씨유 등 식물성 기름과 참치, 고등어, 꽁치 등의 등 푸른 생선 등을 주로 섭취하기 바란다. 따라서 오메가-6와 오메가-3가 균형을 이루어야 한다. 만약 이러한 균형에 문제가 발생하게 된다면, 오메가-6가 몸 안에서 제 기능을 발휘하지 못하고 오메가-3를 기다리다 혈액 속에 남아 신체에 나쁜 영향을 미치게 되므로 주의해야 한다.

넷째, 그렐린(ghrelin)은 위에서 분비되는 호르몬이지만 아주 강력하게 식욕을 올리기 때문에 항상 식사 전에는 의식적으로 그렐린의 유혹에 벗어나야 한다. 이 글렌린은 식전에는 혈중 지수가 올라가지만, 식후에는 떨어지는 호르몬이다. 하지만 식사 전에 글렌린의 수치가 높아져 무의식적으로 식욕이 증가되는 것이므로, 의식적으로 조절할 필요가 있다. 이 통제가 불가능하게 되면 폭식으로 이어지게 되고 따라서 과체중의 악영향을 낳게 된다.

다섯째, 섭취하는 음식물들의 영양소에 대한 이해가 필수적이다. 우리는 체중 관리와 관련하여 반드시 3대 영양소, 즉 탄수화물, 단백질, 지방은 물론이고, 나아가 비타민과 광물질 등에 대해서도 이해할 필요가 있다. 이상적인 체중을 만들기 위해 탄수화물의 섭취를 줄이고 단백질 위주의 식사를 늘려나가는 것이 바람직하다. 그리고 혈당 지수(GI)를 높이는 음식을 줄이는 것도 도움이 될 것이다.

여러분들이 과체중 및 비만증 문제를 지금 효과적으로 대처하지 못한다면, 시간이 지난 후에 반드시 후회하는 어리석음을 경험하게 된다. 그리고 막대한 의료비 지출은 물론 삶의 질 저하로 인해 악순환이 나타나게 된다. 따라서 비만과 과체중은 단시간에 해결하려는 어리석음에서 벗어나야 하며, 반드시 운동과 식이요법이 병행되는 건강한 다이어트를 실천해 나가기 바란다.

더 아름답고 건강한 몸매를 가꾸고 싶다면, 코어 근육 중심으로 근육을 더 키워 나가야 한다. 특히 근육이 부실한 사람들은 코어 근육 중심으로 근육을 단련해 나가야 한다. 근육을 강화하려면 저항성 운동을 꾸준히 실천해 나가야 한다. 무산소성 운동(저항성 운동)은 자세도 바르게 만들지만, 기초대사량(BMR)도 높아져 체중 관리에 매우 효과적이다. 자신의 체중 속에 존재하는 골격근량보다 체지방량이 높다면, 음주습관이나 저녁 늦게 먹는 탄수화물 위주의 식습관과 관련이 있으니 항상 유의해 나가야 한다.

체중이 과체중인 사람은 늘 마음을 평안하게 가지는 습관을 가져야 한다. 그리고 일찍 자고 일찍 일어나는 리듬을 지키고, 늘 잠은 숙면을 유도하는 습관을 만들어야 한다. 이것은 대사기능이 좋아지게 되어 체중 감소에 매우 긍정적인 영향을 준다. 그리고 체중 감소에 지나친 스트레스를 받게 되면, 오히려 역효과가 나타난다. 또한 다이어트를 너무 단기간에 실행하는 것보다 매일 꾸준하게 운동과 식이요법을 병행해 나가는 원칙을 세워야 한다. 무엇보다도 중요한 것은 스스로 체중을 정상화하려는 강한 의지력이다. 자기 자신보다 더 심한 경우의 사람들도 다이어트를 성공한 사례는 얼마든지 있다. 그래서 먼저 걱정부터 하지 말아야 한다. 이러한 걱정(Stress)은 대사기능을 방해하여 악순환을 만들기 때문이다.

체중에 신호등이 켜져 있는 과체중인 사람들은 지금부터 구체적으로 관리 계획을 세워야 한다. 특히 자신의 체중 속에 숨어 있는 체지방에 먼저 주목해야 한다. 자신의 몸속에 체지방 증가의 원인에 주목하고 그 원인을 분석해야 한다. 분명히 체중이 증가한 원인이 존재한다. 그 원인을 살펴보면, ① 운동 부족 혹은 게으름 중심의 생활습관, ② 음주습관이나 식습관 혹은 탄수화물 위주 식습관, ③ 기타 등의 원인이 있다. 체중이 증가한 원인을 가장 먼저 개선해 나가야 한다. 그다음은 운동과 식이요법을 통해 천천히 개선해 나가면 누구나가 건강한 체중을 만들게 된다.

자신이 거주하는 주변의 보건소나 주민센터를 방문하면, 무료로 체지방 분석을 해주고, 또 상담도 해준다. 체성분 분석(body composition) 결과를 관찰할 때 가장 먼저, 자신의 체중 속에 숨어있는 근육과 체지방에 주목하기 바란다. 대부분의 사람들은 체지방은 높고, 근육은 부족한 상태이다. 우리나라의 질병 통계를 보면, 여성분들은 근육 중심의 운동을 더 많이 실천해야 하고, 남성들은 유산소성 운동에 더 높은 비율로 실천해 나가야 한다. 남성들의 사망 원인은 주로, 심혈관질환이 높은 반면에 여성들은 골다공증 환자가 늘어나기 때문이다. 다시 말해 심혈관질환 개선에는 유산소성 운동이 더 효과적이며, 골다공증 예방에는 저항성 즉, 무산소성 운동이 더 효과적이다.

두려움을 버려라,
두려움을 품으면 두려움이 현실이 된다.

스트레스는 자연스럽고 정상적인 삶의 일부다. 하지만 생각에 무엇을 심느냐가 스트레스의 강도와 관련이 있다. 그 생각은 현실로 나타나기 때문이다. 불평이나 불만 등 부정적인 생각이 오랫동안 지배한다면, 가난과 질병이 방문하게 된다. 하지만 더 긍정적인 생각을 습관화한다면, 오히려 더 풍요로운 삶이 만들어진다. 긍정적인 생각이냐 혹은 부정적인 사고냐는 선택자의 몫으로 돌아간다.

우리는 살아가는 동안 스트레스와 긴장을 항상 경험하게 된다. 즉, 삶 속에서의 스트레스나 긴장에 대해 자유로울 수가 없다. 이 스트레스가 지속된다면 우울증 및 불안 장애, 심장 질환 등 각종 질병으로 진행될 확률이 높다. 전문가들이 강조하는 심각한 사실은 스트레스가 죽음을 부른다는 것이다. 우리나라의 3대 사망원인을 살펴보면, 암, 심혈관질환, 뇌혈관질환이 매우 높게 나타나고 있다. 특히 이러한 질병들은 모두 스트레스와 무관하지 않다.

첫째, 스트레스는 동맥의 순환을 방해한다. 특히 스트레스는 심리 및 생리적으로 매우 민감하게 반응한다. 갑자기 스트레스가 감지되면 본능적으로 인체를 보호하기 위해 스트레스 호르몬이 분출하게 된다. 우리의 인체가 스트레스를 강하게 감지하면, 교감신경이 활성화하여 부신피질에서 카테콜아민(catecholamine)이 성분의 변화를 가져와 레닌(renin), 안지오텐신(angiotensin), 알도스테론 시스템(RAAS)이 작동하여 혈압이나 심박동 수가 높아진다. 이러한 작용은 뇌하수체에서 코르티솔(cortisol), ACTH(부신피질 자극 호르몬)의 분비가 증가하게 되어 동맥의 순환에 나쁜 영향을 미치게 된다. 이때 순환의 문제에 따라 뇌경색이나 뇌출혈을 일으키는 사람도 있고, 심장으로 가는 동맥에 문제가 있으면 심근경색 등으로 나타나기 때문에 스트레스는 항상 조심해야 한다.

둘째, 스트레스 상황이 오랫동안 지속하는 것보다 문제 해결이 있으면 빨리 해결하는 것이 건강에 도움이 된다. 스트레스 호르몬은 [아드레날린], [노르에피네프린], [코르티솔] 등이 분비되면서 심장은 빠르게 뛰고, 혈압은 상승하여 동맥의 혈액순환의 리듬을 방해한다. 특히 코르티솔은 염증 진행을 억제하는 역할을 하게 되는데, 이러한 상황이 장기적으로 지속 된다면 면역세포를 무기력하게 만들어 면역력을 저하시키는 원인이 된다. 면역력이 떨어지면 스트레스 상황에서 돌발된 코르티솔의 기능이 염증 통제에 문제를 일으켜 오히려 염증이 과다해진다. 결국 가벼운 감기에서부터 심근경색, 자가면역질환, 뇌졸중 등 심각한 형편에 도달할 수 있기 때문에, 스트레스는 조기에 해결하는 습관이 필요하다.

셋째, 스트레스는 노화에도 나쁜 영향을 미친다. 최근 많은 연구에 의하면 스트레스는 세포 수명 조절과 관련 있는 텔로미어를 손상시키는 것으로 드러났다. 결론적으로 스트레스를 잘 관리하여 우리 몸의 면역 기능과 건강증진에 도움이 된다는 사실을 간과하지 말아야 한다.

넷째, 스트레스가 감지되었을 때 쉽게 좌절하거나 혹은 엉뚱한 곳에서 화풀이하여 돌이킬 수 없는 상황을 만들지 말기 바란다. 분노 조절에 대한 자신의 경험을 바탕으로 문제 해결의 실마리를 잘 찾아야 한다. 결국 자신이 성장해야 할 공간에서 에너지의 원천을 찾을 수 있도록 잘 간구해 나가기 바란다.

스트레스 조절과 관리에는 어떤 행동들이 도움이 될까?

첫째, 운동습관만큼 중요한 것이 없다. 왜냐하면, 운동하면 혈액공급이 빨라져 뇌의 혈류량이 증가되고, 도파민, 노르에피네프린, 세로토닌, 베타-엔도르핀 등의 호르몬이 정서적으로 기분을 전환하게 만들어 준다. 따라서 평소에 운동 습관이 있는 사람은 스트레스가 감지될 때 땀 흘리는 운동이 매우 효과적이다. 하지만 이러한 습관이 되어 있지 않은 사람들은 술로 그 스트레스를 풀다 보니 더 큰 악순환이 만들어진다.

둘째, 명상이나 요가, 태극권(타이치) 또는 단전호흡을 바탕으로 하는 우리나라 살풀이나 승무 같은 춤을 통해 해소할 수 있다. 그러나 이러한 동작도 평소에 그 동작 방법을 익혀야 효과를 볼 수 있다. 우리는 삶 속에서 스트레스 대처를 위해서 자신이 선호하는 동작이나 방법 하나 정도는 익혀 두는 것이 도움이 된다.

셋째, 자연 속에서 산책이나 등산 같은 운동도 스트레스 관리에 큰 도움이 된다. 등산을 하게 되면 나무에서 나오는 피톤치드(phytoncide)란 화학물질이 스트레스 호르몬 수치를 낮추는 데 도움 된다는 연구도 있다. 우리 모두 등산을 통해 경험해 보기 바란다.

넷째, 크게 웃거나 울어보는 것도 스트레스 해소에 도움이 된다. 그리고 자신의 감정을 가슴에만 쌓아두지 말고 자신의 화를 긍정적으로 푸는 방법을 터득해 나가야 한다. 화를 내거나 변명하거나 소극적, 혹은 수동적으로 표현하는 것보다는 마음을 다스리며 긍정적으로 분명하고 적절하게 표현하는 방법이 필요하다.

이외에도 스트레스 해소 또는 완화시키는 방법은 외상적인 경험을 자기 생각과 느낌을 적는 표현적 글쓰기나, 지각된 위반 행위에서 자기 스스로를 용서하는 자기용서, 그리고 자신에게 처벌하거나 보복, 파괴하고 싶은 욕구에서 벗어나는 행동 등이 있다. 학교나 직장에서 돌아왔을 때 애완동물이 환영해주는 행동은 인간-동물의 상호작용을 통해 스트레스를 경감시키게 된다. 또, 음악 감상을 통해 면역계 반응을 중재하는 등의 수많은 방법들이 있다.

이러한 방법 중에 자신만이 해결하는 방법을 찾아내어 스트레스 상황이 연출되면 잘 활용하는 지혜가 필요하다. 스트레스로 인한 신체적 증상 등을 가볍게 생각하지 말기 바란다. 스트레스 상황에서 하루를 넘기지 않게 반드시 풀고 내일을 맞이하기 바란다. 스트레스가 지속되면 불면증이 시작되니, 그 스트레스의 요인이 무엇인지 잘 살펴보고 대처해 나가기 바란다. 만약 불면증이 장기간 지속된다면 반드시 전문의에게 상담을 받아야 한다. 이 책을 통해 스트레스를 다스리는 방법을 익히기를 간절히 소망한다.

등산을 통해 [건강한 자신감]을 키우자!!!

등산은 땀 흘림을 통한 노력과 인내, 끈기와 근성을 만들며 내공이 쌓이게 된다. 산 정상을 향해 그 목표를 상상하면서 참고 견디면. 마침내 그 목표가 다가오게 되고, 산 정상에 도착하면 돈으로 살 수 없는 무형적인 성취감이 찾아온다.

건강한 자신감이란 무엇을 말하는가?

건강한 자신감은 바로 정직하게 땀을 흘린 노력의 대가(代價)로부터 얻어진다. 등산 운동의 이점(利點)이 바로 여기에 있다. 등산은 가장 낮은 곳에서부터 출발하여 가장 높은 곳으로 향하며, 보통 최대 운동 능력으로 60~80% 정도를 사용하기 때문에 전신지구력에 무척 도움이 되는 운동이다. 심장 근육도 튼튼하게 하지만 하체 근육도 단단하게 만든다. 보통 2~4킬로 정도는 자신의 체력만으로 산행을 하지만, 그 후는 의지력이라는 심리적 에너지가 동원된다.

등산은 운동효과적인 면에서 매우 탁월한 운동이고 또 골프나 다른 스포츠에 비해 비용이 필요하지 않은 운동이다. 하지만 높은 산을 오르고 내려가려면 의지력이 있어야 하는 운동이다. 특히 8부 능선 부근에서는 포기하지 않는 정신력이 필요하게 된다. 최선을 다해 올라간 산 정상에서는 작은 성취감들이 마음에 쌓이게 된다. 산행과정이 힘들면 힘든 만큼 그 성취감의 분량은 비례한다. 이곳에서 느끼는 성취감이 바로 [건강한 자신감]을 만들어낸다.

땀 흘리면서 얻은 성취감은 자긍심을 높여줄 뿐만 아니라 자기효능감(self-efficacy)을 높여준다. 또한 어떤 일을 수행하더라도 성공률을 높여준다. 특히 등산은 매우 단기간에 성취감을 체험하는 운동이며 건강한 자신감을 향상시키는데 도움이 되므로 꾸준한 등산을 통해 건강한 자신감을 키워야 한다.

[건강한 자신감]이란 어떤 일에 대하여 뜻한 대로 이루어 낼 수 있다는 스스로의 올바른 능력(能力)을 믿는 굳센 마음을 의미한다. 목적을 달성하기 위해 부정직한 방법으로 그 목표를 달성한다면, 건강한 자신감을 만들어 내지 못한다. 산행은 편법이 존재하지 않는 유일한 운동이다.

우리나라는 어느 곳으로 가든지 산이 있다. 월 1회 이상 산에 오르는 등산 인구가 1,500만 명 가까이에 이르렀으며, 휴일에는 등산객들이 등산로를 가득 채우고 있다. 특히 서울에서 쉽게 갈 수 있는 북한산, 도봉산, 관악산, 수락산, 청계산 등은 많은 등산객들로 붐비고 있다. 이처럼 많은 사람들이 등산을 하는 이유가 어디에 있을까?

첫째, 등산의 묘미는 어려움과 땀 흘림을 통해 인내력을 배우게 된다. 산 정상에서 느끼는 심리적 성취감은 돈으로 절대 살 수가 없다. 이런 성취감은 "나도 할 수 있다"라는 자신감을 만들어 준다. 이 자신감은 다른 일상에도 전이가 될 뿐 아니라 학업의 효율성을 높여 준다.

둘째, 등산은 자신과 싸움에서 이기는 법을 터득한다. 그리고 인내와 함께 포기하지 않으면 반드시 목표는 이루어진다는 것을 학습하게 된다. 이러한 성취감은 학교에서 얻어지는 것이 아니라 자연과 더불어 열정을 쏟고 노력하여 얻어지기 때문에 매우 값진 경험이다.

셋째, 등산은 산 정상의 목표를 세우고 포기하지 않게 되면 그 목표가 바로 달성된다는 사실을 깨닫게 해준다. 여러 차례 반복하게 되면 이로 인해 내공이 생기고 더 당당한 인품을 만들어 준다.

이 밖에도 등산은 전신운동이기 때문에 운동 효과가 탁월하다. 산에 오르기 위해서는 저・중강도 운동을 장기간 해야 하기 때문에 에너지 연소율이 높아진다. 따라서 등산은 전신운동을 통해 다이어트에 무척 도움이 된다.

학업이나 취업으로부터 스트레스나 우울한 감정이 생기면 등산복장을 갖추어 가까운 산이라도 오르기를 권장한다. 어느 정도 산에 오르면 베타-엔도르핀이라는 호르몬이 기분을 상쾌하게 만들어 준다. 이러한 기분은 책상 앞에서는 절대 경험할 수 없다. 또한 산행 중 피톤치드, 경관, 음향, 음이온, 빛 등은 우리의 심신을 안정화시켜 주기 때문에 치유의 효과를 경험할 수 있다.

등산은 눈 건강에도 큰 도움을 준다. 우리들은 늘 컴퓨터, 스마트폰, TV 등을 오래 보는 습관들로 눈 건강은 점점 악화되고 있다. 하지만 등산을 할 때 먼 곳을 응시하는 경우와 산이 가지고 있는 고유의

초록색은 눈의 수정체 피로를 감소시키는 효과가 있고 눈 건강에 좋은 영향을 주어 현대인들의 눈 건강에 도움이 된다.

건강하기를 원하는 여러분, 주말마다 가까운 산을 정복해 보기 바란다. 물리적인 에너지는 소비되지만, 정신적인 힘을 얻게 되는 경험을 하게 될 것이다. 산 정상에 올라가 크게 자신의 미래를 바라보면 자신감을 얻게 될 것이다. 하지만 등산은 안전을 위해 최우선적으로 고려해야 한다. 조금만 방심하면 큰 사고로 이어질 가능성이 있기 때문에 등산 준비나 안전 수칙에 대해 반드시 철저히 준비해야 한다.

등산은 땀 흘림을 통한 노력과 인내, 끈기와 근성을 만들며 내공이 쌓이게 된다. 산 정상을 향해 그 목표를 상상하면서 참고 견디면, 마침내 그 목표가 다가오게 되고, 산 정상에 도착하면 돈으로 살 수 없는 무형적인 성취감이 찾아온다. 산은 높으면 높을수록 성취감이 비례한다. 이러한 경험이 쌓이면, "나도 할 수 있다."라는 작은 성공감이 내면화된다. 더 많은 산행을 통해, 더 당당한 모습으로, 이 대한민국에 쓰임 받는 훌륭한 구성원이 되길 진심으로 축복한다.

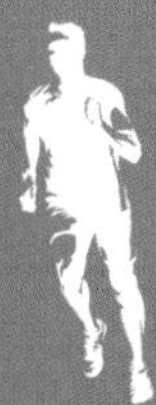

PART 02

Sports Literacy

Sports Literacy(스포츠 소양)이란 스포츠를 이해하는 기본적인 정보와 언제 어디서나 다른 사람들과 함께 스포츠 활동을 할 수 있는 "행동적인 역량"이라고 정의 된다. 스포츠를 따라하지 못하는 사람들을 스포츠 맹(sports illiteracy)이라고 한다. 스포츠맹이 되지 않으려면, 기본적인 스포츠의 정보와 함께할 수 있는 스포츠 소양을 기르면 된다.

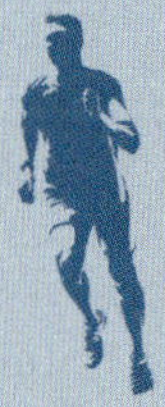

대한민국 국가 브랜드의 양극화

국가 브랜드란 한 국가의 전체 이미지를 구체적으로 수량화하여 객관화시킨 지표를 의미한다. 국가브랜드는 국민의 자긍심을 높인다. 기업 경제 및 문화 스포츠 활동 등 역시 한 국가의 이미지에 지대한 영향을 미친다.

대한민국 골퍼 양용은 선수가 PGA 챔피언십에서 우승의 결정적 역할을 한 14번 홀에서 20m 거리에서 날린 칩샷이 이글로 연결된 경기 장면이다. 이 광경은 11년 전 박세리 선수의 '맨발 샷' 만큼이나 감격적이었다. 동양인으로는 최초로 미국프로골프(PGA) 투어 메이저 대회인 PGA 챔피언십에서의 우승은 한국인들에게 매우 큰 기쁨과 자긍심을 안겨주었다. 특히 골프 황제인 타이거 우즈에게 동양의 한 무명선수가 전혀 위축됨이 없이 '자기만의 스타일'로 승부를 걸어 무려 3타 차로 따돌린 역전승은 양용은 선수만이 해낸 위대한 드라마다.

이 칼럼은 대한체육회 2009년 9월호 [Sports Korea]에 소개된 글이다.

양용은 선수가 타이거 우즈의 상승 기운을 산산조각 내며, 메이저 골프대회 역사상 최고의 이변을 일으킨 이 장면이 지구촌 곳곳으로 TV나 인터넷 매체를 통해서 퍼져나갔다. 양용은 브랜드가 상한가를 치면서 폭발력을 더해가고 있다. 그가 창출하는 경제효과는 그의 소속사를 뛰어넘어 대한민국이란 국가브랜드의 가치 상승으로 이어지고 있다. 이는 불황 속에서 고생하는 국민에게 선사하는 강력한 희망의 메시지이다. 결코 돈으로 환산할 수 없는 유・무형의 커다란 업적이 아닐 수 없다.

이번 PGA우승 같은 스포츠 이벤트가 Korea라는 국가 브랜드에는 어떤 영향을 미칠까? 브랜드의 가치는 이벤트의 성격이나 규모 그리고 매체의 노출빈도와 강도에 따라 그 가치가 달라진다. 스포츠 마케팅에서 스폰서십이나 광고료 등을 책정할 때 주로 사용하는 기법은 주로 매체의 도달도(度)와 도달 횟수(reach and frequency)의 근거로 그 가치 상정을 한다. TV나 인터넷 미디어에 얼마나 많은 사람들이 시청하느냐 하는 시청률이나 접속률에 따라 그 가치가 달라진다는 이야기다. 따라서 TV나 인터넷 매체를 통해 영향을 받는 시청자의 수는 대략 45억 명으로 전 세계 인구 60억 명의 4분의 3정도이기 때문에 매체를 통해 노출되는 장면은 엄청난 효과를 낳게 된다.

스포츠 스타들에 의해 최대 수혜를 입는 것은 그 선수가 가진 국적, 즉 그 나라의 국가 브랜드이다. Korea라는 국가 브랜드 상승에 직접 영향을 미치는 것은 대한민국 선수에 의해서이다. 국가 브랜드 향상에 기여하는 여러 가지 요인이 있겠지만, 스포츠만큼 그 효과를 발휘하는 것은 없다. 독일의 경우 2005년 국가브랜드 순위가 6위였

으나 월드컵 개최를 계기로 지난 다음 해 1위로 올라섰다. 그래서 많은 나라들이 큰 국제행사를 경쟁적으로 유치하려하거나 우수선수들에게 투자를 아끼지 않는 이유이다. 이것을 우리는 이미 스포츠 산업이라고 말하고 있다.

지금까지 Korea라는 국가 브랜드는 우리나라 스포츠 대표선수들에 의해 엄청난 수혜를 입어왔다. 그리고 국제적으로 미디어에 노출빈도가 비교적 컸던 88올림픽, 2002년 월드컵 등과 같은 국제 규모의 스포츠 이벤트와 한국 대표선수들의 올림픽 메달 수는 Korea 국가 브랜드에 긍정적인 영향을 미쳤다. 또한 개인 종목으로 김연아 선수나 국제 골프대회에 활약하고 있는 박세리, 박인비, 최경주, 양용은 등과 같은 수많은 스포츠 스타들에 의해 Korea라는 국가 브랜드에 지대한 공헌을 한 것은 주지의 사실이다.

하지만, 세계 곳곳으로 전파되는 TV나 인터넷 매체에는 Korea 국가 브랜드에 손상을 입히는 사건들도 종종 존재한다. 필자가 작년 12월에 미국에 잠시 체류할 당시 지방 케이블 TV를 통해 무차별하게 노출되었던 뉴스가 있었다. 그 뉴스의 진원지가 바로 Korea였다.

이 뉴스 사건은 주변에서 만난 외국인들이 한국에서 온 필자에게 냉소적인 질문 공세를 하여 시달렸던 일이 있었다. 그 때에 불쾌했던 기억이 아직도 필자의 가슴에 생생하게 남아있다. 이 사건의 발단은 바로 지난해 12월 한미 FTA 비준동의안 상정을 둘러싸고 벌어진 여·야간의 충돌적인 장면이 전 세계 언론에 흥미 있는 뉴스거리로 노출되면서이다. 특히 건축 현장에서나 볼 수 있는 해머와 전기톱으로 국회 시설물 파괴 사건은 한국 정치의 한심한 수준을 적나라하게 보여

준 내용이다. 이러한 사건들이 바로 Korea 국가 브랜드에 양극화 현상을 부채질하고 있다.

TV나 인터넷 미디어의 힘은 대단하다. 사람들에게 흥미와 관심도가 클수록 더 큰 힘을 발휘한다. 지금까지 대한민국이라는 국가 브랜드에 스포츠 대표선수들의 역할은 순기능적으로 기여한 반면에 우리나라를 상징하는 정치 대표들은 역기능적 역할을 해 왔다. 국가의 브랜드는 그 국가의 구성원들에게는 생명이다.

참고로 아직도 2008년 우리나라 국가 브랜드지수(NBI)는 33위에 머물고 있다. 현재 2017년도 US NEWS 발표에 의하면 1위의 스위스를 100 기준으로 하여 한국은 55점으로 22위에 위치하고 있다. 한국의 국가 브랜드를 떨어뜨리는 요인들을 살펴보면 국회폭력, 폭력시위, 노사분쟁, 북핵문제 등으로 꼽는다. 특히 수많은 시위대가 죽창을 휘두르는 장면이 전 세계에 보도돼 한국 이미지에 큰 손상을 입혔다. 스포츠를 통한 브랜드 가치 상승도 중요하지만, 그보다도 정치권과 정부가 국민들로부터 신뢰를 회복하는 것이 더 중요하지 않을까?

국가브랜드에 영향을 미치는 양극화 현상의 폭을 줄이기 위해서는 국가와 국민이 모두 하나가 되어서 개선해야 할 것이다. 모든 일에는 장점과 단점이 따르고 찬성과 반대가 생기기 마련이다. 그런 문제들의 절충안을 찾아 발전해가는 모습을 보여준다면 세계 속의 대한민국 국가브랜드는 높아질 것이다. 국민 하나하나가 주인의식을 가지고 양극화의 폭을 줄이기 위한 노력을 한다면 국가브랜드의 상승은 시간문제일 것이다. 이것이 국민이 모두 바라는 희망일 것이다.

스포츠는 감동이다.

스포츠는 지치면 지고, 미치면 감동을 만든다. 선수들의 땀과 최고의 열정은 크나큰 감동을 몰고 온다.

우리는 치열한 경쟁 속에 살아가고 있다. 험난한 인생의 굴곡이 끊임없이 우리에게 다가온다. 우리는 인간 삶의 여러 가지 다양함의 존재로 인해 때로는 웃고, 때로는 슬퍼하고, 때로는 낙심하고, 때로는 좌절하기도 한다.

스포츠 세계도 이와 흡사하다. 스포츠에는 경쟁이 존재하고, 즐거움도 있지만, 낙심과 좌절도 있다. 그래서 스포츠를 '인생의 축소판'이라 부른다. 스포츠는 위험한 도전, 땀과 눈물, 환희의 순간을 짧은 시간에 경험할 수 있지만, 인간의 삶은 그것과는 차이가 있다. 하지만 인생이나 스포츠에서 가장 중요한 것은 페어플레이다. 만약 스포츠 세계에 공정한 룰과 페어플레이 정신이 없다면, 우리 삶 속에

이 칼럼은 대한체육회 2006년 11월호 [Sport Korea]에 소개된 글이다.

열광하는 진정한 감동은 만들어 내지 못할 것이다.

스포츠는 수많은 감동을 연출해낸다. 지난 1988년 서울올림픽이 그러했고, 2002년 한・일 월드컵 역시 지구촌을 흥분과 감동, 열광과 환희의 도가니로 몰아넣었다. 개인 경기나 단체 경기 예외 없이 스포츠는 여러 모양의 감동을 만들어낸다. 특히 극적인 명승부나 예상치 못한 경기를 접했을 때 혹은 불굴의 투지로 극복한 선수들의 이야기 속에 감동은 살아 움직인다. 감동은 기쁨과 열광을 만들어주며, 이것은 삶에 큰 활력소가 된다.

우리 사회가 외환위기로 인해 분위기가 침체되어 있을 때 나타난 주인공이 바로 골퍼 박세리 선수였다. 당시 박세리 선수가 양발을 벗고 물속으로 들어가 골프채를 휘두른 끝에 얻은 값진 승리의 순간은 우리 국민에게 크나큰 감동을 주었다. 바로 그 장면을 보고 많은 국민들은 다시 뛰겠다는 의지를 다질 수 있었고 자신감을 가질 수 있었다. 이러한 감동은 우리 사회에 매우 긍정적인 영향을 미치게 된다.

최근 우리 가슴을 뭉클하게 한 또 다른 감동이 있었다. 감동의 주인공은 NFL(미국 프로 풋볼 리그)에서 뛰고 있는 하인즈 워드 선수였다. 하인즈 워드는 2006년 2월 6일 미국 프로 풋볼리그 슈퍼볼 최우수선수(MVP)로 선정되었다. 하인즈 워드는 주한미군 흑인 병사와 한국인 어머니 사이에 태어난 혼혈아였다. 그의 어머니는 1976년 하인즈 워드를 낳고 그 다음해에 미국으로 건너갔지만, 영어를 못하고 경제력이 없다는 이유로 양육권마저 박탈당하는 어려움 속에서 그를 키워 냈다.

보통 사람들은 어려운 환경에 쉽게 굴복하지만, 하인즈는 암울한 환경을 잘 극복했다. 마침내 하인즈 워드는 스포츠를 통해 인종 편견을 딛고 일어선 인간 승리로 감동을 주는 스타 선수가 되었다. 그가 들려준 확실한 메시지는 "무슨 일이든지 꿈을 가지고 열심히 한다면 희망이 있다."는 것이다. 그리고 하인즈는 이제 한국인 혼혈아들에게 희망의 전도사 역할을 하고 있다.

국내에서는 지난 제84회 전국체육대회에서 감동적인 사건이 하나 있었다. 이 대회 최우수선수로 선정된 허희선 선수가 그 주인공이다. 허희선은 오른손이 없는 장애를 극복한 육상 창던지기 선수다. 세 살 때 불의의 사고로 오른쪽 팔목 아래를 잃은 허희선 선수는 전국체전 육상 남자 창던지기에서 장애인으로서는 사상 최고 성적인 2위에 올랐다.

내가 이기나 창이 이기나하는 마음으로 창을 던진다는 허희선 선수의 꿈은 장애인 최초로 한국 신기록을 세우는 것이라고 한다. 운동선수에게 한쪽 손이 없다는 사실은 그것이 단지 '불편함'이 아니라 치명적인 핸디캡이 될 수 있다. 하지만 허희선 선수가 보여준 불굴의 의지는 그 자신뿐만 아니라 우리에게도 '희망의 창'을 던진 것이다.

우리들에게 감동을 준 선수들을 살펴보면 그들에겐 분명한 꿈이 있었다. 그들의 꿈은 주어진 환경이 아니라 암울한 환경을 변화시킨 그들의 열정과 집념에서 기인되었다. 누구나 꿈을 이루기를 소망한다. 꿈은 결코 우연히 얻어지는 것이 아니다. 감동을 주었던 스포츠맨들은 그들이 처해 있는 역경 자체가 오히려 도약의 기회라고 생각하며 일어섰다. 이것이 보통 사람들과 다른 점이다.

스포츠를 통해 미래를 준비하며, 오늘을 생각하는 사람들은 집념과 열정을 얻게 된다. 그리고 힘겨운 연습과 시합을 통해 인내력을 배운다. 훌륭한 스포츠맨들은 자기가 세워온 꿈을 절대 포기하지 않는 근성이 있다. 포기하지 않는 꿈은 반드시 이뤄진다.

꿈은 목표 의식을 분명하게 만들어 준다. 목표 의식이 분명한 선수들은 성취동기도 높아 자신감을 높여 준다. 목표 의식을 가진 선수들은 자기 존재에 대한 가치를 인식하며, 자기 미래에 대한 긍정적인 자신감에 차 있다. 반드시 성공한다는 강한 신념을 가지고 있으며, 다른 사람의 목표의식에 개의치 않는다.

특히 청소년 시기의 선수들은 스포츠를 통해서 어떻게 생각하고 행동하느냐에 따라서 삶의 방향이 확연하게 달라진다. 아무리 힘든 일도 간절한 생각을 가지고 차근차근 추진하다 보면 반드시 성취감을 얻게 되고, 원하는 목표를 달성할 수 있다. 그러나 "나는 안 돼, 할 수 없어"라고 포기하는 사람은 정말로 아무것도 할 수 없는 무능력한 사람이 된다. 이러한 선수들은 절대 감동을 만들어 낼 수 없다.

김연아 바이러스

김연아는 대한민국의 국보급 피겨 스케이팅 선수다. 2014년 동계 올림픽까지 출전한 모든 대회에서 3위 내에 입상하여 피겨 스케이팅 여자 싱글 부문에서 최초로 올포디움(All Podium)이라는 대기록을 달성했다.

미국 뉴욕 주 레이크플래시드 1980 아이스 링크에서 음악이 멈추자 관중들은 일제히 기립하여 박수로 쏟아냈다. 빙판위로 수많은 꽃다발과 인형이 김연아 선수를 향해 던져졌다. 대한민국의 피겨 스케이터 김연아 선수가 또 다시 지구촌을 달구고 있다.

2009년 국제빙상연맹(ISU) 피겨 그랑프리 대회 7연속 우승은 우리나라 국민들 뿐만 아니라 지구촌 곳곳에 감동과 아름다움을 선사했다. 이번 경기의 하이라이트는 쇼트프로그램에서 세계기록을 갱신한 것이다. 김연아 선수는 세계적 수준의 선수이다. 하지만 지금부터는 '전설급' 선수로 다가가고 있다. 얼음판의 꽃과 나비가 된 김연

이 칼럼은 대한체육회 2009년 11월호 [Sports Korea]에 소개된 글이다.

아의 연기는 대한민국에 아름다운 전율과 감동을 폭발시키는 희망의 테러리스터였다.

피겨 스케이팅은 빙상경기의 일종이다. 빙판 위를 활주하여 갖가지 동작으로 율동의 아름다움을 겨루는 '얼음판의 예술'이다. 이 경기는 빠름과 느림을 이어가는 점프, 스핀, 리프트, 스텝, 턴 등의 다양한 기술을 포함하고 있다. 피겨스케이팅은 크게 기술성과 예술성이 잘 조화를 이루어야 된다. 김연아 선수는 두 가지 모두를 겸비한 현존하는 최고의 선수임을 외국 언론들은 인정한다. 그리고 작고 예쁜 얼굴과 우아하고 매력적인 이미지와 체력을 가진 김연아는 피겨스케이팅을 위해 태어난 선수다. 그녀는 빙상의 불모지에서 태어나 각고면려(刻苦勉勵) 끝에 '전설급'의 선수로 변신하고 있다. 이것은 틀림없는 대한민국의 행운이다.

전 세계적으로 스포츠의 '전설급' 선수들을 살펴보면, 메이저 리그에서 22시즌을 뛰며 통산 714개의 홈런을 기록한 야구의 베이브 루스, 통산(친선경기 포함) 1363경기에서 1281골을 달성한 축구의 황제 펠레, 30세에 12번의 메이저 골프대회에서 우승한 타이거 우즈, NBA는 물론 세계 농구사를 통틀어 가장 위대하다고 평가받는 마이클 조던 등이 있다.

피겨 스케이팅의 김연아 선수는 이러한 전설급 반열에 들어설 잠재력이 풍부한 선수다. 그녀는 이미 7연속 국제 그랑프리대회에서 우승하였기 때문이다. 그리고 다가오는 벤쿠버 동계올림픽에서 한국 피겨 사상 첫 금메달을 따는 순간 김연아의 브랜드 가치는 하늘 높은 줄 모르고 올라갈 것이다. 후에 김연아 선수는 이 벤쿠버 동계올림픽에서 영예의 금메달을 획득 했다. 김연아 선수의 감동이 전 세계로 퍼져나가는 것은 코리아의 브랜드에도 덩달아 큰 영향을 미치게 된다. 대부분의 현대 기업들은 소비자의 감성을 자극하는 감성마케팅 기법에 의존한다.

피겨 스케이팅은 스포츠와 예술이 포함된 감성이 풍성한 예술적 스포츠이기 때문에 전 세계의 시청자들에게 브랜드/이미지 마케팅으로서 더 좋은 효과를 본다. 국가 브랜드 이미지는 한 국가의 경제적 성취에 지대한 영향을 미친다. 왜냐하면 브랜드가 떨어지는 제품보다 브랜드가 높은 제품이 더 잘 팔리기 때문이다. 아무튼 김연아 선수는 '코리아' 브랜드 가치를 전 세계에 드높이 뒤흔드는 대단한 애국소녀다.

김연아는 어린 시절과 중·고등학교 시절에 혹독한 훈련들을 잘 참고 견뎌 준 것과 척박한 피겨 스케이팅 환경에서 아름다운 꽃을 피워준 것은 대한민국의 축복이다. 뉴욕타임즈(New York Times)가 지난 15일 한국의 김연아 선수를 고(故)손기정 옹과 함께 한국의 민족적 자존심이 되고 있다고 찬사를 보냈다.

뿐만 아니라 경제침체와 신종 인플루엔자로 인해 온 국민들이 우울해할 때, 작은 김연아 선수가 빙판위에서 날린 멋진 몸짓은 대한민국에 다시 새로운 힘과 활력이 되어 하나로 모으게 한다. 007 제임스 본드의 연기가 '네 탓 내 탓' 하면서 티격태격 되는 대한민국 국민들을 하나로 만든다. 어려울 때 더 강함이 풍성해지는 그녀의 땀방울이 모여 대한민국에 큰 행운을 몰고 온다.

당시 김연아는 19세이다. 성장 잠재력은 무궁하다. 더욱이 요즘 같이 어려운 시기에 김연아는 여러모로 국민들에게 자부심을 안겨주는 '희망의 전도사'이다. '김연아 효과'의 사회적, 경제적 영향력을 돈으로 환산한 어떤 연구는 2,280억 원이 웃도는 것으로 분석하였다. 하지만 필자가 생각하는 것은 이 가치보다 훨씬 더 크다고 본다. 그녀 한 사람이 파급하는 영향력은 결코 수량화될 수 없는 무형적인 가치로 더 크게 존재하기 때문이다. 특히 국민들에게 영향을 미치는 건강한 자존감(healthy self-esteem)은 경제적 가치로 도저히 환산할 수 없는 무형적인 변인이기 때문이다. 그리고 건강한 자존감은 올바르고 정직한 국민성을 만들어 준다.

우리나라 축구의 박지성, 이영표, 이청용, 기성용, 설기현, 박주영 등이 있으며, 야구의 박찬호, 이승엽, 추신수 등이 있고, 골프의 박세리, 신지애, 김미현, 최경주, 양용은, 역도의 장미란, 사재혁, 사격의 진종오, 유도의 이원희, 왕기춘, 최민호, 양궁의 박성현, 배드민턴의 이용대, 이효정, 수영의 박태환 등의 국제수준급의 선수들이 있다. 이들은 모두 우리나라 국민들에게 기쁨과 감동을 주었다. 또한 그들은 대한민국이라는 국가 브랜드에도 지대한 영향을 미쳤다. 그리고 세계 수준급의 선수들은 대한민국의 보배들이다. 하지만 김연아는 국제수준급을 넘어 '전설급 수준'의 선수로 도전하고 있다.

> 칼날로 추는 춤은 얼음판의 시가 된다
> 함성은 달맞이 꽃 노을보다 고와라
> 한 마리 나비가 되는 한국 소녀 연아야.

대한민국은 제2의, 제3의 김연아를 길러내야 할 책무성이 존재한다. 왜냐하면 그들은 지하자원에 의존할 수 없는 척박한 코리아에 희망과 기쁨 그리고 자긍심의 바이러스를 퍼트리기 때문이다. 또한 이것은 경제적인 가치로 환산할 수 없는 소중한 자산이 되기 때문이다. 이제 국민들에게 꿈과 희망을 선사하는 제2, 제3의 김연아에게 관심을 가져야 한다. 국가 차원에서 이들의 꿈나무 선수들에게 희망의 씨앗을 심고 가꾸어 보자. 이것이 선수들에 대한 대한민국의 책무성이 아닐까?

스포츠에는 건강한 감동이 존재한다.

뛰어난 체력도, 타고난 재능을 가지고 있을 지라도, 끝없는 노력을 이길 순 없다. 끈임없는 노력 없이는 감동을 만들지 못한다. 스포츠가 존재하는 이유가 금메달을 획득하기 위해서가 아니라 건강한 감동이 있기 때문이다.

2010년 10월의 끝자락에서 경상남도 조그마한 산골동네 함안에 큰 잔치가 벌어졌다. 함안군은 U-17 여자월드컵대회에서 우승한 축구부 소속인 여민지 · 이정은 선수의 귀향을 환영하는 행사를 개최했다. 이 두선수의 활약으로 인하여 7만여 함안 군민들을 또다시 하나로 달구었다. 이러한 행사는 함안 군민들에게 집단 자긍심뿐만 아니라 개인의 자존감을 한층 더 높여주었다.

바로 이 두 여자 축구선수 때문에 함안이 전국적으로 알려지게 되었고, 그 보답으로 군민들이 환영의 잔치를 마련했던 것이다. 경찰차량과 육군 제39사단 군악대를 선두로 여민지, 이정은 선수와 부모

이 칼럼은 2011년 3월호 [스포츠 둥지]에 소개된 글이다.

님을 태운 카퍼레이드는 오전 11시 40분께 함안군 함주 공원을 출발해 함안군청에 이르는 2km 구간에서 25분여 동안 진행됐다. 이 행사에 참여하는 군민들뿐만 아니라 학생들이 여기저기에서 "여민지", "이정은"을 힘차게 외치며 군민들이 하나가 되는 장면이 TV로 목격되었다.

사실 여자 축구는 우리나라에서 척박한 땅이다. 이 척박한 땅에서 세계를 제패한 행운을 안은 것은 하나의 기적이 아닐 수 없다. 그리고 이 대회에 주전선수 2명이 함안 대산고 소속 학생이다. 이것은 틀림없는 함안의 행운이다. 이러한 행운은 두 선수로 인해 전국적으로 브랜드 가치가 상승한 것은 함안 군민들과 특히 그 학교에 소속해 있는 대산고 학생들에게도 돌아간 것이다.

특히 스포츠는 청소년들의 삶에 빠져서는 안 되는 중요한 부분이다. 청소년들은 자기가 속해있는 팀에 열정적으로 관여하고 있어서, 마치 자신이 그 팀의 한 부분인 것처럼 개인적인 정체성을 지니고 있다. 한 팀의 승리가 팀 구성원인 선수나 코치 혹은 감독에게만 감동과 기쁨이 머물지는 않는다. 그 팀에 열성적으로 관여하는 모든 학생이나 학부모 그리고 지역사회에까지 감동과 기쁨이 퍼져나간다. 스포츠를 통해 얻은 감동은 그 느낌을 공유하는 모든 사람들에게 영향을 미치게 된다. 이 감동은 개개인들의 자긍심으로 이어지고 또 나아가 자기효능감을 높여주어 삶의 자신감을 넘치게 만든다.

학창시절에 운동선수로 참여해 본 사람은 평생 그 추억과 기억 속에서 살아간다. 마치 우리나라 군 생활을 경험한 남자들을 만나면 '군대 이야기'로 꽃을 피우는 것과 같다. 특히 운동부 활동에서 얻은 성취감이나 자존감 그리고 자기효능감은 한 사람의 인생에서 큰 활력소를 불어넣는다. 이러한 활력소는 드라마틱하게 한 사람의 운명을 바꾸어 놓는다. 미국 대통령인 버락 오바마 대통령의 이야기다. 그는 유년시절을 매우 불우한 환경에서 성장했지만, 오직 자신을 바로 세워 준 것은 농구였다. 점심시간이나 쉬는 시간이면 언제나 농구공을 손에 들고 있었고, 방과 후에는 어김없이 농구코트에서 움직였다. 마침내 그는 1979년 하와이주 고등학교 농구 토너먼트에서 자신의 모교에게 우승을 안겨주었다. 그는 지금도 백악관에서 시간만 나면 농구를 즐긴다.

지난 11월 4번째 주는 미국인들에게 가장 큰 명절인 추수감사절이다. 이날 빅뉴스 중의 하나는 추수감사절 연휴기간 중 백악관을 방문한 지인과 친척들이 함께 농구 게임을 즐기다가 부딪치어 입술주변에 12바늘을 꿰매는 사건이었다. 그 뿐만 아니라 그는 뉴욕 컬럼비아대학, 하버드 법대 시절과 일리노이주 상원의원 시절에도 틈만 나면 농구를 즐겼다고 한다. 스포츠는 청소년들에게 여러 가지 장점을 제공한다.

첫째, 스포츠는 연습을 통해 잠재능력을 일깨워 주기 때문에 성취감과 자신감을 획득한다. 이러한 자신감은 자아존중감을 높여줄 뿐만 아니라 자기효능감을 높여준다. 특히 조그마한 대회나 큰 대회에서 우승을 한 경험이 있는 선수는 더욱 그렇다. 이러한 경험들은 청소년 시기에 보약을 먹는 것보다 더욱 값진 것이다. 왜냐하면 할 수 있다는 자신감이 다른 새로운 도전에도 전이(transfer)가 되기 때문이다. 오바마 대통령의 어려웠던 유년시절에도 '새로운 도전'을 연속극처럼 만든 것은,

바로 그가 운동에서 습득한 “I can do it”이라는 자신감에서 기인하기 때문이었다.

둘째, 스포츠는 서로 돕는 협동심과 인내력을 키워준다. 주변의 운동부원이나 타교의 운동부와의 싸움이라기보다는 자신과 싸우는 훈련을 제공해 준다. 예를 들면 스포츠의 모든 운동 동작들은 끊임없는 반복적 동작을 통해야 한 가지의 기술로 완성이 된다. 바로 이때 자신과 싸움에서 이기는 자가 훌륭한 선수로 거듭나게 된다. 이번에 아시안 게임에서 메달을 딴 모든 선수들은 극복하기 힘든 반복적 훈련이란 전투에서 자신과의 싸움의 승리자다. 많은 사람들은 다른 사람들과 싸움에서 이겨야만 승리를 쟁취한다고 믿고 있지만 실상은 그런 것이 아니다.

셋째, 운동은 두뇌를 똑똑하게 만들어 준다. 운동이 뇌 가소성(plasticity)을 높여 준다는 연구결과는 이미 많이 쏟아져 나왔다. 특히 하버드 의과대학의 존 레이티(John J. Ratey) 교수는 이 분야에 매우 관심이 높은 학자이다. 그는 운동을 하면 뇌는 스스로 이상이 있는 부분을 고친다고 강조한다. 또한 규칙적인 운동은 뇌를 가장 바람직한 방향으로 변화시켜준다. 뿐만 아니라 사고력을 증진 시켜주며 긍정적인 감정을 만들어 준다. 그리고 삶의 의욕을 높여 준다고 주장한다.

그런데 왜 우리나라에서는 운동선수에게 머리가 나쁘다는 등식이 붙어 다닐까? 우리나라 대부분의 운동선수들은 대 근육만 사용하여 좌뇌가 활성화하는 기회가 줄어든다. 왜냐하면 학교 운동부는 시합의 참가나 연습이라는 핑계로 학습권이 박탈되었기 때문이다.

청소년 시기에 왕성한 사고력을 증진하는 균형 있는 학습습관이 필요하다. 선진국에서는 일정한 학력수준이 미달되는 선수는 운동팀 대신에 교실에서 학습능력을 길러준다. 아무리 뛰어난 선수라도 일정한 수준에 못 미치는 선수는 팀 소속에서 제외된다. 이러한 균형 있는 성장이 바로 훌륭한 지도자를 만들어 내고 건강한 자신감 있는 똑똑한 지도자로 만들어 준다.

특히 일선 학교 학생 운동선수들을 지도하는 감독이나 코치들 중 간혹 팀의 승리를 위해 강압적으로 이끌게 되는 운동 문화는 역시 사라져야 한다고 본다. 학생 운동선수들이 보다 더 자유롭고 자발적으로 즐기면서 참여하는 운동 문화를 만들어가야 한다고 본다. 이제부터 청소년 스포츠 지도자들은 학생선수들이 정규수업과 함께 즐기는 스포츠를 병행하여 한 쪽으로 치우치지 않는 전체를 보는 안목을 키워주어야 할 때이다.

골프와 정치

골프 핸디가 100인 사람은 골프를 소홀하고, 90을 치는 사람은 가정을, 80을 치는 사람은 자기분야의 일을 각각 소홀히 한다, 그리고 70을 치는 사람은 모든 것을 소홀히 해야 싱글이 된다는 이야기가 있다.
골프는 정치와 유사하다.

6월의 빨간 장미가 하늘을 향해 밝은 미소를 뿜어내는 상큼한 계절이 왔다. 하지만 정치에 대한 국민의 마음은 아직 6월의 계절처럼 시원함을 기대하지는 않는 것 같다. 새롭게 출범하는 18대 국회를 통해서 국민들의 마음에 이 시원함이 찾아올지 기대와 걱정이 앞선다. 골프와 정치는 어떻게 보면 유사하다. 골프가 18홀을 플레이하는 동안 유일하게 자연과 몇 시간 동안 벗하면서 8~10km의 많은 거리를 걷는 좋은 운동이라면, 정치는 4년이라는 임기 동안 발로 뛰며 국민들과 함께 하고 헌신하는 일이기 때문이다.

이 칼럼은 대한체육회 2008년 6월호 [Sports Korea]에 소개된 글이다.

초보 골퍼와 초보 정치인, 잘 되면 내 탓, 잘못되면 남의 탓

작년 PGA 메모리얼 토너먼트에서 내로라하는 세계 최고의 선수들이 출전했지만, 우승컵은 최경주 선수에게 안겨졌다. 이러한 승리는 개인의 영광은 물론 많은 우리 국민의 자긍심을 높여 주고 삶에 활력을 불어넣어 주었다. 최경주 선수 말고도 큰 대회에서 선전하는 많은 한국 선수들은 골프를 즐기는 사람들의 기쁨이 되었고, 골프 인구를 증가시키는 데 기여했다. 정치 역시 국민들에게 즐거움을 주기도 하지만 때로는 혐오스러움으로 다가오기도 한다. 물론 정치는 공익을 위하고 골프는 개인의 즐거움을 위한다는 것에서 차이가 있겠지만 초보 골퍼와 프로 골퍼, 초보 정치가와 프로 정치가의 차이를 비교하면 매우 흥미로운 점을 찾아낼 수 있다.

초보 골퍼들은 스윙할 때 팔과 어깨에 힘이 너무 많이 들어가 성공한 샷보다는 실패한 샷의 횟수가 더 많다. 그래서 필드에서 오비나 뒤땅을 치는 경우가 많이 나타나며, 힘쓰는 만큼 비거리도 나오지 않는다. 그렇기 때문에 대부분 자기가 플레이한 것만 생각하는 경향이 있으며, 다른 골퍼들과 게임을 즐길 여유가 없다. 경기 종료 후에도 실수한 부분보다는 우연히 성공한 파(par)나 버디(buddy)를 다른 사람에게 거침없이 자랑하는 경향이 있다.

반면 잘못된 결과에 대한 탓을 캐디나 기후, 잔디 상태 등 외부로 돌리는 경향이 있다. 또한 가까운 지인들과 내기 골프를 할 경우 리듬이 깨지면 위기 극복을 위한 마인드 컨트롤을 통해 평정심을 찾지 못하고, 알까기 같은 자기 속이기 유혹에 쉽게 빠지는 경향이 있다.

초보 정치인 역시 초보 골퍼처럼 상황 대처에 유연하지 못하다.

대인관계에서도 어색하며, 경직되어 있다. 늘 자신의 정책을 부풀리며, 공(功)이나 능력을 과대하게 자랑하고 싶어 한다. 명함을 받아 보면 다른 이들로부터 인정받고 싶어 경력과 직함들이 작은 명함 양면에 꽉 차 있다. 남의 이야기에 귀 기울이지 않으며, 자신의 실수에 대해서는 관대하지만 다른 사람들의 실수는 용납 못하는 이기심에 빠져있는 경향이 있다. 이들 역시 잘 되면 내 탓이요, 잘못되면 남의 탓으로 돌린다. 특히 책임져야할 부분에 대해선 다른 사람에게 전가하며, 국민을 위한다는 명목으로 마치 투사처럼 경솔하고 사려 깊지 못한 행동으로 본인의 정치 생명에 타격을 입기도 한다.

프로 골퍼와 프로 정치인, 위기관리 능력 탁월

하지만 프로 골퍼와 프로 정치인은 유연하다. 프로 골퍼의 스윙은 부드러워 샷이 매우 정확하다. 마치 나비처럼 날아 벌처럼 쏘는 것과 같이 비거리도 자기 체구에 비해 길며, 오비나 뒤땅도 거의 나오지 않는다. 무엇보다 경기 결과의 원인을 자신에게서 찾는다. 무엇을 잘못했는지, 잘했는지를 꼭 생각하고 그것을 기억하며 고치려 적지 않은 노력을 한다. 실수를 하더라도 동요되지 않고 18홀이라는 숲을 보며 전체적인 경기를 운영해 간다. 경기 종료 후에도 성공한 버디보다는 실패한 보기 플레이를 생각하며, 똑같은 실수를 되풀이하지 않으려 노력한다.

프로 정치인 역시 매우 유연하다. 대인 관계에서 항상 겸손하며, 자기 자랑보다는 임기 중 얻은 공(功)을 국민에게 돌린다. 못다 한 정책이나 실수한 부분을 인정하고 아쉬워한다. 또, 그들의 명함은 아주 간단하다. 자기 이름밖에 없다. 그들은 늘 대화와 타협에 능숙하다. 위기관리 능력이 탁월하며, 결과에 대한 원인을 자신의 능력에 있다고 인정한다. 그들은 항상 평정심을 유지하며, 단순한 결과에 집착하기보다는 대의를 생각하는 습관이 있다. 어려운 관계를 잘 협상하고 서로 윈-윈(win-win)하려고 노력한다. 그들은 자신에게는 엄격하고 타인들에게는 부드러운 외유내강의 타입니다.

골프는 단순히 유희에만 그치는 것이 아니라 국민의 사고방식에도 큰 영향을 준다. 골프를 하는 동안 상대를 배려하는 마음가짐이나 자세를 배우게 된다. 그뿐만 아니라 스스로가 원칙을 준수하고, 규정을 존중하는 스포츠맨십을 배우게 된다.

우리나라에 프로 골퍼들은 많은데, 아쉽게도 원숙한 정치인은 찾기 힘들다. 왜 그럴까? 프로 골퍼들은 피나는 훈련과 철저한 자기관리, 마음 다스림을 통해 정상에 오르는 반면, 정치인들은 자기를 희생하는 헌신적인 자세가 없기 때문이 아닐까? 국민들은 위기관리 능력이 탁월하고, 자신의 능력 한계를 고백하는 대화와 대타협의 유연한 자세로 국정을 안정시켜 운영할 수 있는 준비된 위정자를 절실히 요구하고 있다. 국민들은 6월의 깨끗한 바람처럼 성숙한 정치를 기대하고 있다.

아마와 프로의 차이

프로 골퍼들의 필드경험은 인간의 세상만사와 다르지 않다. 선수들도 긴장과 이완을 반복하면서, 짧은 거리의 퍼트에도 긴장한다. 하지만 그것을 극복하는 자만이 위대한 결과를 만든다.

필자는 골프를 시작한지는 오래됐지만, 실력은 아직도 초보자 수준이다. 골프를 잘 치는 사람들을 보면 항상 자기를 낮추는 겸손함이 풍성하다. 하지만 필자가 초보자 수준이라고 표현한 것은 그러한 겸손에서 나온 말은 아니다. 사실 필자는 골프 연습장에서 연습한 기억이 없다. 골프의 기본기도 없이 그저 주변 친구들이 골프장에 가자고 권하면, 소풍 가는 어린아이 마냥 좋아 따라 나서는 버릇이 있다. 그리고 때에 따라서는 5분 대기조처럼 한 사람이 필요하다면 대타(땜빵) 골프도 즐기곤 한다. 오비도 내고 또 우연히 파와 버디도 가뭄에 콩 나듯이 한번씩 하곤 한다.

이 칼럼은 서울시체육회 2006년 12월호 [시민체육]에 소개된 글이다.

필드 경험이 많은 편에 비해 아직도 나의 골프 평균 타수는 그전이나 지금이나 큰 차이를 보이지는 않는다. 왜 그럴까? 기본기가 없기 때문이다. 나 같은 초보자는 필드 경험보다 기본기가 더 중요하다는 것을 깨달은 지가 얼마 되지 않았다. 아직 난 준비된 골퍼도 아니고 초보적인 아마의 경지에 머물러 있다는 말이 적합한 표현일 것이다. 그런데 골프를 치다보면 재미있는 현상을 보게 된다. 골프와 정치가 비슷하다는 것이다.

단수가 낮은 미성숙한 정치가들을 살펴보면 자신이 잘한 부분만 앞세운다. 자기 공이나 자신의 능력을 자랑하는 경우를 말한다. 명함을 받아보면 자랑거리가 수두룩하게 적혀있다. 그러나 성숙한 정치인들은 자기의 공을 국민들에게 돌리는 겸손이 있다. 그들의 명함은 아주 간단하다. 자기 이름 밖에 없다. 그들은 자신의 임기 중 잘못했던 부분에 대해 더 아쉬워하며, 국민들에게 송구스럽게 생각한다.

이런 현상은 골프에서도 유사하게 나타난다. 나 같이 실력이 없는 골퍼일수록 18홀을 마친 후의 표정이나 언어를 관찰해보면, 실수한 부분보다는 자신이 성공한 부분을 더 자랑스럽게 내세우려는 경향이 다분하다. 경기를 마친 초보 골퍼들은 자신이 우연히 만들어진 '파'나 '버디' 부분에만 집착하여 자랑하는 경향이 있고, 자신이 실수하거나 잘못한 부분은 심각하게 생각하지 않는 습관이 있다. 하지만 골프를 잘 치는 싱글수준에 있는 골퍼들은 대부분 18홀 동안에서 가장 실수한 부분에 더 많이 아쉬워하며, 이것을 바로 고치려고 노력한다. 또한 경기 중 감성에 의존하기 보다는 머리로 경기한다. 잊어야 할 때는 잊어버리고 기억해야할 때는 늘 잘 기억해낸다.

미성숙한 정치인들은 대부분 몸에 힘이 들어가 모든 관계들이 유연하지 않다. 그들은 대부분 항상 자신만 옳고 다른 사람의 이야기는 귀 기울여 듣지 않는다. 또한 자신이 하면 정당한 것이고 남이 하면 잘못된 것이라는 편견에 빠져있다. 그래서 대립의 각을 세우고 힘이 들어간 투사처럼 보인다.

그에 반하여 성숙한 정치가들은 상대를 배려하고 경청하는 태도를 지니고 있어 대화와 타협에 능숙한 편이다. 마찬가지로 초보 골퍼들도 스윙할 때 몸이 부드럽지 않다. 그래서 팔과 어깨에 힘이 들어가 오비나 뒷 땅을 치는 경우가 허다하다. 특히 골프는 몸을 부드럽게 만들어야 더 큰 힘을 얻을 수 있다. 마음에 욕심이 커지면 몸의 부드러움은 더욱 작아진다. 몸을 유연하게 만드는 데는 인내력과 함께 많은 연습과 경험적인 노력의 시간이 필요하다. 몸이 뻣뻣한 만큼 비거리는 반비례한다. 하지만 숙달된 골퍼들은 공을 칠 때 몸이 아주 부드럽다. 마치 스윙하는 폼이 나비처럼 날아 벌처럼 쏜다. 그래야 장타가 나온다.

미성숙한 정치인들을 보면 잘하면 내 탓이요, 잘못하면 네 탓으로 돌린다. 특히 책임져야할 부분에 대해서는 절대 자기의 탓으로 돌리지 않는다. 그리고 그 책임을 다른 사람들에게 쉽게 전가한다. 그리고 자신의 정책이나 행동들이 무엇이 잘했고 못한 것인지 잘 판단하지 못한다. 이런 현상은 오기를 낳고 또 파국으로 몰고 간다. 국민들로부터 신뢰받지 못하는 가장 큰 이유다. 하지만 성숙한 정치인들은 위기관리 능력이 탁월하며, 탓은 늘 자신의 능력에 있다고 판단한다. 마음에 평정심을 유지하며, 단순한 결과에 집착하기보다는 늘 큰 전체를 보는 습관이 있다.

초보 골퍼 역시 이와 유사하게 경기결과의 탓을 주로 외부로 돌린다. 그래서 골프 핑계는 100가지가 넘는다는 이야기도 있다. 초보 수준의 골퍼들은 잘못되면 마누라 탓, 캐디 탓, 기후가 어떻고, 잔디가 어떻고 하는 환경 탓이나 남의 탓으로 돌린다. 한 가지 더 있다면 재수 없다고 핑계를 댄다. 이것을 심리학에서는 귀속 혹은 귀인이론(attribution theory)이라고 부른다. 그러나 노련한 골퍼들은 위기 관리능력이 뛰어나며 단순히 한 타 한 타보다 경기 전체를 생각하며 즐긴다. 골프의 제왕으로 불리는 잭 니클라우스. 그가 말하는 아마추어와 프로의 차이는 생각의 차이 즉, 기억의 차이라고 지적했다. 프로급 골퍼들은 자기가 휘두른 한 동작마다 '잘했다' 혹은 '못했다'를 판단하는 차이라고 한다. 무엇을 잘 못했는지 잘했는지를 꼭 생각한다고 한다. 그리고 반드시 그것을 기억한다고 한다.

또한 성숙한 프로 골퍼는 자신이 무엇을 잘 못했는지? 그 이유를 생각하며, 빨리 그것을 고치려고 노력한다. 그뿐 아니라 프로는 코스 장악력(course management)이 훌륭하다. 내가 나가서 운동하게 될 골프장을 미리 답사하고 사진을 찍듯이 골프장을 살펴보고(photograph memory) 머리에 환하게 기억하고 밤새 그것을 생각한다는 것이다. 바로 이러한 것이 아마추어와 프로의 차이다.

초보 골퍼나 미성숙한 정치인들이 자신의 몸을 낮추고 유연하게 만들어 성실하게 차근차근 인내해 나간다면, 타인들로부터 인정받게 된다. 국민의 뜻과 시대적 요청에 겸허하게 귀 기울이며 창조적 미래를 함께 이룩하는 성숙한 정치인, 그리고 사람들에게 영광과 기쁨을 선사할 골퍼들이 많아야 삶 자체가 소중해지고, 건강한 세상이 되지 않을까?

스포츠 스타와 영웅의 차이

누구든지 분명한 목표에 열정을 더하면 '스타(Star)'가 될 가능성이 있다. 하지만 '영웅(Hero)'은 이것만으로 충분하지 않다. 영웅이란 지혜와 용기가 탁월하면서도, 대중을 향해 자기를 희생할 수 있는 사람이다.

스포츠는 스타를 만들어낸다. 지난 베이징올림픽에서도 새로운 스포츠 스타들이 탄생했다. 그리고 그들은 인기와 명예는 물론 부를 축적하는 영광도 누리고 있다. 하지만 스타가 전부 영웅이 되는 것은 아니다. 자기 분야에서 열정을 다해 탁월한 재능을 발휘한 사람을 스타라 한다면, 영웅은 자신보다는 타인을 위해 정열을 바친 사람을 가리키기 때문이다.

예를 들어 슈바이처 박사나 테레사 수녀 같은 사람은 스타라기보다는 영웅이다. 소외된 사람을 정성껏 섬겼기 때문이다. 소록도에서 소외된 사람의 손과 발이 된 도우미, 추운 겨울 태안반도 앞바다에서 기름띠를 걷어낸 자원봉사자, 경제가 어려울 때 이웃을 배려한 독지가, 이 모든 사람이 우리의 작은 영웅들이다.

이 칼럼은 대한체육회 2009년 1월호 [Sports Korea]에 소개된 글이다.

이명박 정부도 선진화의 원년을 만들기 위해 "우선 국민을 섬기겠다."고 천명했다. '섬긴다'는 것은 국민에게 헌신하는 정부를 지향하겠다는 영웅적인 뜻이다. 원래 영웅(hero)이란 말은 전쟁에서 뛰어난 용기를 가졌다는 의미를 포함하지만, 요즈음은 타인을 위해 헌신하고 봉사하는 사람을 영웅으로 받아들이기 때문에 아마도 이런 말이 나왔을 것이다.

자, 그런데 스포츠계를 보자. 각종 스포츠 단체장 선거 때만 되면 기성 정치인을 능가하는 선거운동이 전개되는 경우가 종종 보인다. 스포츠에서는 페어플레이가 생명이다. 공정함 없이 얻어진 수장 자리가 진정한 스타의 자리는 아닐 것이다. 물론 당연한 결과로, 정정당당함이 없는 곳에 공의(公義)가 수반되지도 않는다. 공의가 없으면 에너지가 하나로 결집되지 않는다.

그런데도 정치 스타일수록 영웅이 되기를 갈망한다. 영웅이 되려면 먼저 다른 사람을 위해 자기 자신을 희생하거나 헌신해야 하는데, 정치 스타가 진정한 스타나 영웅들처럼 자신의 명예나 부를 소외된 이웃을 위해 쓸 수 있겠는가. 그리고 자신으로부터 자유롭게 해방되어 헌신과 봉사에 전념할 수 있겠는가.

심리학자 에리히 프롬은 "건강한 사회란 생산적 사랑을 하는 곳"이라고 강조한 바 있다. 이제 스포츠 분야에도 책임지고 존경하며 배려하는 생산적인 사랑이 필요한 때다. 생산적인 사랑이 있어야 부분보다 전체를 생각하는 스포츠 단체로 발전할 것이다. 우리가 모두 힘을 합쳐 과거에 얽매이지 말고 미래를 생각하는 건강한 스포츠 커뮤니티를 만들도록 하자.

2009년 기축년(己丑年) 새해가 밝았다. 한국 스포츠 커뮤니티에도 새로운 기회가 왔다. 정권이 바뀔 때마다 반복되는 '통합과 분리'라는 소용돌이에서 벗어나 자성의 목소리를 높이고, 작은 일이든 큰일이든 정직하게 서로를 섬기는 영웅의 마음가짐이 뿌리내리는 한 해가 되도록 하자. 우리 함께 한국 스포츠 커뮤니티부터 작은 영웅으로 만들어보자.

멀리, 함께, 꿈, 그리고 건강한 자신감이 있는 운동문화란?

스포츠 지도자 사이에 중요한 것은 상호 신뢰성이다. 선수가 코치를 얼마만큼 믿고 따르는지 그 심리적 태도를 말한다. 올바름(道)이 없는 지도자들은 신뢰의 수준이 그 만큼 떨어진다.

2010년 11월 12일 미국인으로부터 가장 존경을 받는 기업인 빌 게이츠와 워런 버핏이 뉴욕 컬럼비아비즈니스 스쿨에서 진행되었던 TV대담 프로그램에 출연하였다. 이 프로그램에서 빌게이츠가 한 말이 매우 의미 있게 다가왔다. 그가 이야기 한 성공비결은 건강한 자신감(healthy self-confidence)이라고 지적했다. 그리고 가능한 책을 많이 읽고 책속에서 많은 것들을 배우라고 했다. 빌 게이츠가 지적한 성공의 기초는 단순한 자신감이 아니라 건강한 자신감이라고 강조했다.

그가 청년들 앞에서 강조한 건강한 자신감이란 무엇을 말하는 것일까?

이 칼럼은 대한체육회 2010년 7월호 [스포츠 둥지]에 소개된 글이다.

E.M. 그레이 교수의 "The Common Denominator of Success"라 하는 저서에는 성공적으로 산 사람들의 생애와 그 삶의 철학, 그리고 업적들을 자세하게 분석하고 성공한 사람들의 공통분모를 소개하고 있다. 무엇보다도 정열을 다해 즐기면서 최선을 다하는 사람들이 성공했다고 한다. 그리고 인간관계가 원만하고 좋았던 사람들이 성공했고 운도 가세했다고 분석했다. 자기가 선택한 일에 가치를 느끼며 모든 에너지를 쏟아 정열적으로 살아가는 태도가 바로 건강한 자신감이 아닐까. 누구를 미워하고, 누구를 비방하고, 누구만 좋아하고, 누구와 다르고, 누구와 원수지고…. 이러한 상태로는 건강한 자신감을 얻을 수 없다. 이러한 지도자들은 모두 미숙(未熟)한 지도자들이다.

부분에 집착하는 것보다 전체를 볼 줄 아는 사람이 건강한 자신감을 가졌다고 할 수 있다. 나무만 쳐다보는 사람은 숲을 못 본다. 숲이라고 하는 전체를 볼 수 있어야 한다. 산행하다가 조난을 당할 경우 등산전문가들은 높은 곳으로 올라가라고 조언 한다. 가장 높은 곳으로 올라가서 저 밑을 한눈에 훤히 내려다보고 내가 가야할 방향을 정한 다음에 내려가야 조난을 해결할 수 있다. 그러므로 성숙한 사람은 부분보다 전체를 본다. 그런데 미숙한 지도자는 언제나 부분만 집착한다. 또한 작은 것을 보고 큰일을 망친다. 성숙한 지도자는 보다 더 멀리 보며, 눈앞의 현실을 보는 것이 아니라 다음, 몇 차원 높여서 멀리 보는 것이다.

우리나라 학교 운동부를 육성하고 지도하는 코치들은 대체로 성숙한 지도자와 미숙한 지도자로 대별된다. 학교 현장에 건강한 자신감이 있는 지도자들이 많이 있기를 희망한다. 성숙한 지도자는 자라

나는 학생선수들에게 비전을 심어주며 멀리 보게 하고, 부분 보다는 전체를 생각하게 한다. 또 함께하고 서로를 배려하는 정신을 가르치고, 건강한 자신감을 심어준다. 운동부 학생들에게 올바른 코치의 만남은 행운을 가져오지만, 지도력이 미숙한 지도자를 만나면 불행의 원인이 된다. 최근 공익광고 중 "부모와 학부모의 차이"란 카피 문구가 우리들 마음에 와 닿는다. '부모와 학부모'를 '성숙한 지도자와 미숙한 지도자'란 명칭으로 바꾸어 보았다.

성숙한 지도자와 미숙한 지도자의 차이

성숙한 지도자는 멀리 보라하고
미숙한 지도자는 앞만 보라 한다.
성숙한 지도자는 함께 가라하고
미숙한 지도자는 앞서 가라 한다.

성숙한 지도자는 꿈을 꾸라하고
미숙한 지도자는 꿈 꿀 시간을 주지 않는다.

성숙한 지도자인가? 미숙한 지도자인가?

성숙한 지도자의 모습으로 돌아가는 길은
참된 학교 운동부의 시작이다.

지난 2008년 베이징 올림픽의 감격이 채 가시지 않은 때였다. 우리나라 모든 국민들은 올림픽에서 승리를 거두고 귀국한 메달리스트들을 환영하기에 바빴다. 이들의 명예는 물론 금전적인 보상과 더불어 국민들로부터 아낌없는 사랑까지 받았던 부러운 존재들이였다. 하지만 올림픽 금메달리스트와 관련하여 TV시사프로에서 '슬픈 금메달'이라는 제목으로 운동선수에게는 '학교정규수업이 없었다.'는 내용을 보도한 바 있다. 힘든 훈련과 각고의 노력을 통해 최고의 자리에 등극한 금메달리스트들이 사회에 잘 적응못하여 자살까지 결심하였다는 슬픈 이야기는 아직도 필자의 가슴을 메이게 한다. 이러한 결과는 지도자가 멀리 보지 말고, 오직 앞만 보라고 담금질하기 때문이다.

왜 지도자는 꿈을 꾸라하고, 꿈 꿀 시간을 주지 않을까? 학생이면 어떠한 일이 있더라도 정규수업에 빠지는 일이 없어야 한다. 승리가 마치 코치들의 트로피처럼 생각하는 문화는 미성숙한 스포츠 문화이다. 오직 코치 자신의 승리를 위해 앞서가라고 강요하는 지도자는 분명히 미숙한 지도자이다.

스포츠 지도자 사이에 또 하나 중요한 것은 상호 신뢰성이다. 선수가 코치를 얼마만큼 믿고 따르느냐의 심리적 태도를 말한다. 올바름(道)이 없는 지도자들은 신뢰의 수준이 그 만큼 떨어진다.

코비박사의 「신뢰의 속도」라는 책에서 신뢰(trust)라는 추상적인 언어를 경제학의 중심 개념으로 표현하여, 신뢰의 경제학이라는 말을 사용했다. 그의 명제는 인간 상호간의 신뢰수준이 떨어지면 지향하는 목표를 향한 속도가 점점 느려지고 비용도 더 많이 든다는 것이다. 그 반대로 상호간의 신뢰수준이 높아지면 목표를 향한 속도는 더 빨라지고 비용은 점점 내려간다고 했다. 그는 불신은 대단한 대가를 치를 수밖에 없다고 지적하고 있다.

스포츠 세계도 마찬가지다. 팀의 선수들과 코치사이의 신뢰수준이 높을 때 그 팀의 사기가 올라가 훈련과 경기의 효율성도 높아진다. 하지만 팀의 신뢰수진이 떨어지면 효율성이 떨어져 그만큼 손실을 얻게 된다. 이러한 신뢰성도 건강한 자신감에서 출발한다. 따라서 선수와 코치 사이에 신뢰 없이는 성공을 기대할 수 없다. 신뢰는 성공하기 위해 얻으려고 노력하는 것에 거의 모든 게 담겨 있기 때문이다.

그리고 건강한 자신감이란 어떤 일에 대하여 뜻한 대로 이루어 낼 수 있다는 스스로의 올바른 능력(能力)을 믿는 굳센 마음을 의미한다. 심판을 매수하여 승리를 쟁취하거나 부정직한 방법으로 승리를 가져왔다면, 이러한 것들은 건강한 자신감이 아니다. 왜냐하면 심판 매수, 구타, 성폭력, 학습권 박탈 같은 것들은 젊은 학생선수들의 영혼을 파괴하는 짓이기 때문이다.

학교 현실은 정직한 지도자에 목말라 있다. 스포츠는 단순히 즐기고 노는데 그치는 것이 아니라 선수들의 사고방식에도 큰 영향을 준다. 성숙한 지도자에게 배움을 받는 선수들은 올바른 선수로 태어날 확률이 높다. 성숙한 지도자 밑에서 배우는 학교 운동선수들은 멀리 생각하고, 함께하며, 비전을 가지고 오늘을 소중하게 실천하게 된다. 그리고 그들은 건강한 자신감을 배우고, 페어플레이 정신과 스포츠맨십을 배운다.

건강한 자신감은 바로 정직하게 땀을 흘린 노력의 대가(代價)로부터 얻어진다. 운동의 이점(利點)이 바로 여기에 있다. 모든 스포츠는 기초 동작부터 시작하여 한 단계씩 발전해 나가기 때문에 꾸준한 연습을 통해서 실패와 성공을 경험한다. 이러한 과정을 통해서 작은 성취감들이 마음에 쌓이게 된다. 이러한 성취감은 바로 건강한 자신감을 만들어낸다. 심리학자 벤두라 교수는 건강한 자신감은 자긍심을 높여줄 뿐만 아니라 자기효능감(self-efficacy)을 높여주어 어떤 일을 수행하더라도 성공률을 높여준다고 주장했다.

하버드의대 정신과 존 라티박사는 도파민(dopamine), 세로토닌(serotonin), 노르에피네프린(norepinephrine) 등 신경세포에서 분비되는 신경전달물질(neurotransmitter)이 운동 후 증가한다고 밝혔다. 운동을 하면 집중력, 진정효과, 추진력 등 효과가 있으며, 특히 항우울제인 프로작과 리탈린을 복용하는 효과를 얻는다고 강조했다. 따라서 운동은 자존감과 자기효능감, 그리고 건강한 자신감을 향상하는데 도움이 된다.

새 집행부 수장들에 거는 기대

대한체육회는 스포츠를 좋아하는 국민들에게 봉사하는 조직이다. 봉사정신이 개인의 명예보다 더 우위에 선다면, 그 조직은 쉽게 무너지지 않는다. 투명한 운영과 상호간의 신뢰를 위한 지도자의 이타 주의적 행동 양식은 조직을 살리는 가장 중요한 덕목이다.

세간의 관심을 모았던 제35대 대한체육회회장 선출과 이번에 사무총장과 선수촌장의 공개채용은 '체육의 전당'인 대한체육회의 새로운 변화의 조짐에 많은 사람들의 기대와 관심이 집중되고 있다. 오랜 관행을 마다하고, 이번에 체육회가 실시한 공개채용의 취지는 널리 퍼져 있는 새로운 인재를 발굴하고, 보다 투명성 있는 살림살이를 해보고자하는 취지였을 것이다. 특히 신임 김정길 체육회장은 투명한 인재 발탁을 위해 사무총장과 선수촌장을 공채하겠다고 밝혀 신선한 바람을 일으켰다. 그러나 이번 인사과정에 있었던 여러 문제점들은 다수의 체육인들 사이의 불만도 야기되었다.

이 칼럼은 대한체육회 2005년 4월호 [Sports Korea]에 소개된 글이다.

이러한 문제들을 예방하기 위해서 인사의 원칙과 기준을 사전에 공개하여야 하며, 동시에 후보자들의 인사에 관련된 모든 절차가 투명하게 이루어져야 한다. 투명성이란 조직의 가치가 다른 사람들에게 얼마나 신속하게 전달되느냐를 의미하는 것이다. 조직내부로부터 판단하는 조직의 가치를 외부에서 제대로 평가 받지 못한다면 누가 그 조직을 신뢰하겠는가? 조직의 투명성은 곧바로 조직의 윤리와 신뢰성으로 이어진다. 결국 조직의 맑음은 그 조직의 경쟁력과 신뢰성을 높이는 중요한 열쇠이다.

체육인의 변화욕구 적극적으로 수용해야

이번에 중책을 맡은 신임 김재철 사무총장에게 거는 기대는 남다르다. 신임 총장은 행정부지사 시절 전남체육회 총괄운영 및 육사생도 시절 럭비선수 경력이 있는 관료출신으로서 관리능력과 대정부활동 등 대외교섭 능력이 탁월하다는 평가를 받고 있어 체육회 사무총장직을 꾸려나가는데 조금도 손색이 없으리라고 본다.

그리고 신임총장이 우선해야 할 일은 이번 인선 과정에서 야기되었던 갈등들을 하루 빨리 잠재우고 또한 모든 정파를 초월해 참여의식을 호소해야 할 것이다. 특히 무늬만 공개채용이란 말이 더 이상 나오지 않기를 바라며, 신임 사무총장, 선수촌장, 그리고 명예총무에게 체육회의 발전을 위해 몇 가지 당부 드리고자 한다.

첫째, 체육인들은 변화의 욕구에 목말라 있다. 다수의 체육인들과 국민들은 체육회의 조직이 구태에서 벗어나기를 원하고 있다. 과거 냉전시기 때나 군사정권 시절처럼 국가시책에 의해 과보호와 과투자를 받았던 엘리트스포츠에만 치중해서도 안 되고, 현재처럼 정부의 정책 우선순위에서 뒷전으로 홀대를 받아서도 안 된다는 의견이 지배적이다. 또한 체육회는 한쪽에 지나치게 편중된 정책보다는 전 국민들이 모두 스포츠에 참여하고 국민다수가 관심을 가질 수 있는 정책을 펴야 한다.

단순히 스포츠가 '국위선양을 위한 도구', '국가경쟁력 강화를 위한 도구', '국가홍보를 위한 도구'로 인식하는 구습에서 하루 빨리 벗어나기를 희망한다. 몇 해 전에 뜻있는 체육인들은 '체육회 조직이 이제는 새판을 짜야할 때가 왔다.'고 입을 모았다. 미국, 일본, 이탈리아 등과 같이 국제대회 참가와 대표선수 선발, 육성을 국가올림픽위원회(NOC)에 맡기고 생활체육까지 포괄하는 국민체육활동의 본산으로 대한체육회의 기능을 강화하자는 제안들이 있었지만, 구호에만 그치고 말았다. 그래서 이번 새 집행부 수장들에게 거는 기대가 높은 것이 사실이다.

특히 최근 우리나라 청소년들의 체력은 매우 심각한 국면에 처해 있다. 청소년들의 체력은 한마디로 속빈 강정이다. 이대로 방치하다가는 국민의료비 지출이 기하급수적으로 늘어나 국가경제손실로 이어지게 된다. 이를 개선하기 위해서 교육인적자원부와의 긴밀한 협조체제 구축과 함께, 대한체육회 내에 '청소년체력향상위원회'를 두고 집중적으로 방안을 마련해야 할 것이다.

행정의 공평성으로 국민들로부터 신뢰 얻어야

둘째, 체육회 행정의 민주성, 공평성, 투명성을 요구하고 있다. 이제는 체육회가 더 이상 정치적 이해관계에 따라 체육단계가 좌지우지 되어서는 안 된다. 체육회는 국민을 향하여 정치적 중립 위치에서 중심을 잡아가야 한다. '여기서 이야기하는 정치적 중립'이란 모든 정치적 발언이나 행위를 금지하는 것이 아니라 행정의 공평성을 의미하는 것이다.

체육회 조직은 국민전체에 대한 봉사자로서의 지위와 행정의 민주성 · 능률성을 확보해야 행정의 공평성이 유지될 것이다. 그러한 모습을 보일 때 체육인들이나 국민들로부터 신뢰를 얻게 된다. 체육은 모든 국민들이 참여할 권리가 있어야 체육회의 힘이 진정 국민들로부터 나오게 된다.

셋째, 선수촌은 탈권위적이고 질 높은 선수들의 학습 환경을 조성해야 한다. 이번 김 회장이 단행한 인사 중 체육인들로부터 가장 인기를 모은 것은 사라예보의 신화를 만들어낸 이 에리사 신임선수촌장이다.

신임 이 에리사 선수촌장은 선수 자신으로서 풍부한 경험이 있을 뿐만 아니라 여성 특유의 섬세함을 가지고 선수촌의 전체 살림을 잘 꾸려갈 것을 기대하고 있다. 많은 체육인들은 이 교수가 그동안 국민들로부터 누렸던 영광을 이제는 후배들을 위해 환원하는 차원에서 봉사자의 자세로 임하기를 바라고 있다.

특히 지방에서 올라온 학생선수들에게 정상교육에 참여할 수 있도록 질 높은 학습환경을 마련해 주어야 한다. 이제 태릉선수촌은 공부하는 운동선수들을 길러내는 환경을 만들어 주어, 어린 선수들이 학습권이 박탈당하는 일이 없도록 적극 나서야 한다. 따라서 앞으로 국위를 선양할 후배들에게 이 교수가 가지고 있는 모든 역량, 시간과 재능을 헌신적으로 노력 봉사 할 때 진정한 선수촌의 수장이 되리라고 본다.

넷째, 스포츠외교의 새로운 기틀을 마련해야 한다. 대한올림픽위원회 신임 김상우 명예총무는 영국의 캠브리지대학교의 국제정치학 박사 출신으로 외교통상부 외교정책실 국제안보대사를 역임한 국제 감각이 뛰어난 인물로 평가 받고 있다.

지난 30년 동안 우리나라 스포츠외교는 단 한사람에 의존해온 것이 사실이다. 한국 스포츠 외교의 현주소는 체계적인 외교 경로를 구축하지 못했고 지난 번 '동계올림픽 유치 방해설'까지 대두되면서 대외적으로 국가적인 망신을 사기도 했다. 이러한 시점에서 외교의 역량이 있는 신임 김 총무에게 거는 기대는 남다르다.

참된 주인의식 지닐 때 더욱 발전 기대

체육회는 국민들의 통합과 지역 간, 정파 간, 계층 간, 세대 간의 이해와 결속을 가지는 영향력이 존재하는 곳이기도 하다. 또한 체육회는 각종 국내외 스포츠 행사를 통해서 국민들에게 엄청난 영향력을 행사하는 체육계의 최고의 권력기관이기도 하다. 권력이란, 타인을 통제할 수 있고 영향력을 행사할 수 있는 힘이다. 그런 점에서 보면 권력이란 단순히 정치적 의미뿐 아니라 보다 더 포괄적인 의미를 내포하고 있다. 돈과 재물도 권력일 수 있으며, 스포츠 계에서 흔히 이야기하는 명예조차 권력에 속한다.

역대 대한체육회 회장들을 면면히 살펴보면 그 당시의 권력 중심에 있었던 분들이다. 이번이 제발 마지막 이길 간절히 바란다. '권력이 사람을 타락시키는 것이 아니라, 사람이 권력을 타락시킨다.'란 격언이 있다. 권력자체가 나쁘다는 것 보다는 그 권력을 누가 쥐고 어떻게 행사하느냐에 따라 그 조직은 발전될 수 도 있고, 또 붕괴되어 퇴보될 수 도 있다.

이러한 관점에서 볼 때 체육회의 안살림을 책임지고 있는 체육회 사무총장, 선수들을 위해 헌신할 선수촌장, 그리고 스포츠 외교에 일익을 담당할 명예총무는 그 어느 직책보다 책임과 의무가 큰 자리다. 이 자리는 다른 사람들을 지배하고, 자기의 명예를 확대하는 것이 아니라, 오히려 조직과 국민체육진흥을 위하고, 위기와 고통에 처한 여러 스포츠 공동체들에게 다시금 활력을 불어넣어 주는 중요한 직책들이다. 이러한 것들이 체육회 수장들에게 바라는 진정한 국민들의 뜻일 것이다.

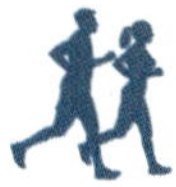

내가 스스로 변해야 지도력이 보인다

정치 지도자가 잘못하면 나라가 망하고, 교육 지도자가 잘못하면 미래가 불투명해지고, 기업인이 잘못하면, 그 기업은 도산한다란 이야기가 있다. 스포츠 지도자가 잘못하면 선수들에게 어떤 영향을 미칠까?

앨빈 토플러는 현대사회의 특징을 한마디로 변화 혹은 변혁(transformation)이라고 꼬집었다. 많은 미래학자들은 새로운 기술혁명이 정치, 경제, 사회의 온갖 위계질서를 파괴한다고 예견했다. 전통적 질서의 붕괴와 함께 새로운 시대에 요구되고 있는 것은 혼란이나 무질서가 아니라 더불어 살아가는 자치 공동체 의식이 심화되리라고 이미 예고했다. 현대인들을 자신도 모르게 거대한 변화의 소용돌이 속에서 살아가고 있다.

급속하게 달라지는 기술문명의 세계뿐만 아니라 우리들의 가치관이나 의식도 날로 변해가고 있다. 스포츠 리더십의 역사도 시대에 따

이 칼럼은 2011년 4월호 [스포츠 동지]에 소개된 글이다.

라 변천해 가고 있다. 예를 들면 50~60년대의 지도자란 신체적, 정신적 혹은 개인의 특성에서 기인한다고 믿었다. 그후 60년대에는 지도자의 행동에 관심을 두었으며, 70년대에는 상황론이라는 새로운 모델이 등장했다.

최근에는 변혁적 리더십이라는 모형이 발전해 오고 있으며, 이 시대에 적절하게 설득력을 얻고 있다. 이와 같이 스포츠 지도자들을 면면히 관찰해 보면 구습에 빠져 변화를 싫어하는 지도자들을 종종 본다. 자기만이 살아남기 위한 이기주의 발상 등은 새롭게 변화하는 질서를 파괴하는 중요한 요소가 되며, 이 시대가 요구하는 정신과는 거리가 먼 것이다.

스포츠 지도자들이 부분만 생각하는 학연・지연의 사고, 운동부는 운동만 전념해야 된다는 사고로 학습권을 쉽게 박탈하려는 무지한 습관, 과정보다 목적 달성을 더 가치 있게 생각하는 승리지상주의, 체벌이 훈련의 효과를 발휘한다는 잘못된 편견의식을 가지고 있는 한, 청소년 스포츠가 바람직하게 발전하기란 기대하기 어렵다.

현대 심리학 용어 중에 '고착상태(fixation)'라는 말이 있다. 종래의 습관을 버리지 않고 계속 유지함으로써 심리적 안정을 얻으려고 하는 현상을 말한다. 이런 고착상태에 빠진 지도자들은 변화를 싫어하는 정신적 특징을 가지고 있다고 한다. 이러한 유형의 지도자들은 무조건 변화를 싫어하며, 또한 새로운 변화를 두려워한다. 그리고 변화되지 않은 낡은 것에 매여 거기서 안정을 누리려고 하는 특징을 가지고 있다.

최근에 시대의 변화를 잘 수용한 지도자가 나타났다. 그는 U-17

여자 월드컵대회에서 한국여자대표팀을 세계 최고의 자리에 올려놓았던 축구의 최덕주 감독이다. 최감독의 리더십 스타일은 분명히 과거에 흔히 우리들의 의식 속에 지배했던 스파르타식 지도력은 아니었다. 그는 아이들을 사랑으로 보듬고 윽박지르지도 않고 칭찬과 격려를 아끼지 않았다. 그리고 축구선수들에게 즐기는 축구가 무엇인지 알려주었다. 상대방과의 싸움이 아니라 자신과 싸움에서 즐기는 방법을 가리킨 것이다.

최덕주 감독의 프로파일을 살펴보면 일본축구와 유럽 및 남미축구의 장점들을 수용한 국제통이다. 그는 선수들에게 항상 "축구를 즐기라."고 강조했다. 실수가 나와도 그는 소리를 지르기보다는 선수들 스스로 문제를 해결할 수 있도록 독립심을 키워 주었다. 또한 그는 선수들에게 고함이나 윽박지름 대신 칭찬과 격려로 보듬고 이끌어갔다. 선수들에게 마음에 상처를 입지 않도록 웃는 얼굴로 늘 부드럽게 이야기했다. 그리고 자신의 영광보다 고생하는 동료지도자에 대한 걱정과 배려를 아끼지 않았다. 마침내 그는 많은 언론으로부터 '아버지 리더십'이란 우리나라 스포츠계의 새로운 리더십을 만들어 냈다.

학원 스포츠 지도자들이 이 시대에 부응하는 새로운 모습의 지도자로 거듭나지 않고, 스스로 고착상태에 빠지면 구제불능 상태가 된다. 학교 운동부 주변의 모습을 우리 스스로가 한번 조명해 보자. 나는 누구냐? 내 마음, 내 뜻과 고집, 내 습관과 행동, 내 성향, 내 코칭 철학 등... 이대로 괜찮다고 생각하는가? 한번 자신을 향해 의문을 던져보자. 내가 피해자가 아닌 가해자라는 입장에서 곰곰이 학교 운동부에서 일어나고 있는 모든 행동에 깊이 반성해보자.

물질이나 환경으로 사람을 바꾸지 못한다. 우리는 수없이 구조조정이라는 말을 들어왔지만, 지도자의 가치관이 바뀌기 전에는 새로움을 만들어 내지 못한다. 학원 스포츠 지도자들의 내적인 변화가 있을 때 비로소, 학생선수들이 스포츠에 대한 올바름과 사회정의가 무엇인지를 스스로 깨닫게 되는 것이다. 세상은 변하고 있는데 스포츠 지도자들도 이 변화의 물결에 합류해야만 한다. 이 모든 변화 속에 우리 청소년들에게 향한 스포츠 뜻이 어떤 교육적 가치를 지니는지 깊이 생각해야 할 때이다. 이 시대가 청소년들에게 요구하는 것은 몸과 마음이 건강한 균형 있는 성장이다. 학생선수들에게 지금까지 행해오던 학습권 박탈이라는 잘못된 악습을 반성하고 새롭게 변화하자. 따라서 성장하는 학생선수들에게 균형 있는 교육환경을 조성하는 일에 최선의 행동을 만들어야 한다.

나는 새롭게 변화하고 수용하는 꿈과 비전을 가진 최덕주 감독 같은 스포츠지도자들을 존경한다. 그 꿈과 비전이 비록 비현실성이 있다고 하더라도 꿈과 비전을 향해 행동하는 스포츠 지도자들은 아름답다. 따라서 일선에 척박한 환경에도 지도하는 학원 스포츠 지도자들이 변해야 진정하게 학교 운동부가 빛이 나게 되지 않을까?

스페인을 알면 스포츠가 보인다.

1979년 소련이 아프가니스탄을 침공하자 미국을 비롯한 서방측은 1980년 모스크바 올림픽을 반쪽으로 만들어 버렸고, 그에 맞서 소련을 비롯한 공산 진영도 그로부터 4년 후에 열린 1984년 LA올림픽을 반쪽으로 응답했다. 이 틈새로 등장한 것이 1982년 스페인 월드컵이었다.
이 틈새 대회는 그 주목이 전 세계적으로 이목을 끌기에 충분하였다.

들어가면서

며칠 전 학회 총무이사로부터 한・스페인 체육학술교류에 대한 내용에 대해 사전 예고도 없이 원고 부탁을 받았다. 비록 바쁘게 움직이는 필자지만 이 원고 청탁에 대해서는 거절할 수가 없었다. 왜냐하면 우리일행이 스페인의 여러 곳을 돌아다니면서 여러 주요 기관들을 방문 할 때, 필자가 자료 수집을 가장 많이 했다고 일행들이 이구동성으로 단언을 했기 때문에 이번 원고는 내 몫이 되어 버렸다. 물론 필자의 사고 습관은 어떤 궁금한 것이 있으면 그것이 풀려야 잠

이 칼럼은 2002년 3월호 [사단법인: 한국체육학회지]에 소개된 글이다.

이 오는 스타일이다. 그래서 미국 유학 시절에 주변 친구들이 나에게 Mr. How come?이라 별명을 붙여주었다.

2001년 12월, 21세기 첫 크리스마스를 등 뒤로 하고 한국체육학회국제교류단을 이끌고 스페인 마드리드를 향해서 에어 프랑스에 몸을 실었다. 이번 국제 교류팀은 장명재(경희대교수), 임태성(한양대교수), 이경옥(이화여대교수), 이승미선생(통역), 그리고 필자 등 총 5명이었다. 출발지인 인천국제공항으로부터 약 16시간이 경과한 후에야 뿌연 안개에 에워싸인 마드리드 국제공항이 필자의 시야에 들어왔다. 예약된 조그마한 호텔에 짐을 대충 정리하고 나니 현지시각으로 저녁 10시가 조금 지났다. 이 나라는 생활양식이 다른 유럽나라와 달라 저녁식사가 9시부터 11시 사이이며 보통 취침은 새벽 2시가 지나야 한다고 하였다. 우리 일행은 비행기 속에서 저녁을 먹었으니 근처 조그마한 선술집 같은 곳에서 일정에 대한 논의가 시작되었다.

왜 우리 한국과 스페인과의 교류를 선택하였는가? 대답은 간단하다. 지난 집행부에서 스페인을 선택하였기 때문에 스페인으로 향하게 되었다. 그러나 새 학회 집행부에서 그동안 만들어 놓은 계획을 보다 유익하게 만들어 나가야 한다는 생각이 들어 6일간 스페인을 방문하면서 내내 부담이 되기도 하였다. 그리하여 우리 일행은 그 답을 찾기 시작하였다. 장명재 교수나 김경옥 교수의 관심사는 아마 스페인의 스포츠 과학화에 관심이 있었고, 임 태성 교수나 필자는 스페인의 문화사와 스포츠의 관계에 관심이 더 많았으리라 생각된다. 그러나 필자의 관심은 82년 스페인 월드컵이 반쪽 올림픽 틈새에서 자국민에게 어떤 영향을 미쳤으며, 또한 92년 바르셀로나 올림픽이 어떤 의미를 부여하였는가?에 대한 답을 구하기 위해 6일 동안의 방문기간 동안 내내 고민에 빠져 있었다.

6일간의 스페인의 일정을 간단히 소개하자면 이렇다. 먼저 마드리드에서 2박을 하면서 시내 주요 경기장과 유적지 토레도 등을 돌아보았다. 우리 일행은 예산을 아끼기 위해서 저녁 고속버스를 타고 바르셀로나로 향하게 되었다. 저녁11시 50분 고속버스를 탄 우리 일행은 밤이 새도록 달려 목적지에 새벽 7시에 도착하였다. 필자는 다른 일행과는 달리 롱다리이기 때문에 7시간 동안 버스에서 견디기란 여간 어려운 일이 아니었다. 이것은 고문에 가까운 것이었다. 그 버스가 나에게 무참히 고문을 가했지만, 바르셀로나로 향하는 나의 열정에 그만 묻혀버렸다.

바르셀로나에서 아침 7시부터 간단히 빵으로 배를 채우고 올림픽사이트와 국립체육대학을 방문하였다. 그리고 월드컵경기장도 구경하고 피카소 박물관, 가우디 성당 등을 두루 보면서 저녁에는 랍스타로 배를 채우고 난후 다시 열차를 타고 바르셀로나를 떠났다. 결과적으로 버스에서 1박 그리고 돌아오는 기차에서 1박 하면서 스페인들의 서민문화를 경험하게 되어 몸은 지쳐있었지만 보람은 있었던 여행이었다.

사실 필자는 단순히 스페인의 스포츠나 문화 그리고 일상적으로 보이는 부분보다는 좀 더 의미 있는 해석을 하고 싶었다. 필자 특유의 직관력을 동원해서 말이다. 첫 번째의 해석은 스페인의 문화와 예술에 대해 느낀 해석이며, 그 다음 체육과 스포츠에 관련된 해석 중심으로 이야기를 풀어나가고자 한다. 이 글의 이해를 높이기 위해 우선 에스파냐의 현대사를 설명하고 또 그와 관련한 정치, 경제, 문화 등을 소개하고자 한다. 그리고 난 후 스포츠 이벤트를 통한 스페인 자국민에게 어떤 영향을 주었는가 하는 것들을 각종 자료와 현장 방문 등으로 느낀 것들을 종합하여 설명하고자 한다. 이러한 해석 등은 순전히 필자의 직관력에 의존하는 것이기 때문에 다소 해석이 다를 수도 있다는 전제를 둔다. 만약 다른 견해가 있다면 언제든지 필자에게 연락하면 생맥주 한잔하면서 질적인 세미나를 제공하겠다.

에스파냐는 어떤 나라인가?

에스파냐(Espana) 즉 영어 표기로는 스페인의 국토는 504,788평방킬로미터로 한반도의 2.3배, 남한의 5배 정도에 해당하며 유럽에서 프랑스, 독일 다음으로 3번째로 면적이 큰 나라이다. 이베리아 반도를 중심으로 스페인과 포르투갈 두 나라가 걸쳐있는데 반도의 85%가 스페인, 15%가 포르투갈이다.

필자는 스페인의 전체 역사는 잘 모른다. 그러나 이 에스파냐에 관련된 여러 자료를 통해 내 머리에 남아있는 몇 가지 짧은 현대사의 발자취를 이 기회에 소개하고자 한다. 우리와 비슷한 현대 역사를 가졌다고 할 수 있는 스페인은 19세기말 20세기 초의 혼란한 역사와 내란을 겪으면서 쇠퇴국면을 맞이했다.

이 나라는 1936년부터 1939년에 걸쳐 스페인 내란을 치렀는데 이 내란은 근본적으로 같은 동포들끼리의 이념전쟁이었다. 프랑스의 지원을 받은 공화파정부와 프랑코장군을 중심으로 북아프리카의

멜리아(MELIA)에서 일어난 반란군은 독일과 이태리의 지원을 받았다. 제 2차 세계대전의 전초전이었다고까지 한 이 전쟁에서 독일은 최신 공군력을 발휘하여 국민군 승리의 요인이 되었다. 스페인 내란의 끝난 4개월 후 제 2차 세계 대전이 발발하고 스페인은 중립을 선언하여 내란 때 도와주었던 독일과 미묘한 관계가 되었다. 결과적으로 이 스페인 내전은 엄청난 인명살상과 더불어 경제적 파탄을 가져왔다.

1945년 제2차 세계대전 종전과 함께 프랑코 정권은 국제적으로 고립되고, 수년간에 걸쳐 심각한 경제위기를 겪어야했다. 스페인은 1955년 유엔가입을 계기로 국제사회에서의 위상을 조금씩 회복해갔으나 프랑코사망(1975년)까지 약 40년간은 일인군사독재기간으로 언론집회 등의 자유가 억압된 암울했던 시대였다. 이 시대는 피카소, 까잘스, 로르카 등의 화가, 문인들의 반독재 활동이 두드러졌고 또한 그들은 억압받는 민중을 대변했던 개혁민주화의 투사들이기도 했다.

프랑코의 사망으로 후안 카를로스 1세가 합법적으로 프랑코를 계승하고 수아레스 수상이 들어서면서 국민투표에 의한 정치개혁법 통과에 이어 신헌법제정, 언론자유등의 민주화조치가 진행되어갔다. 1982년 총선거에서 사회주의 노동당(PSOE)이 승리는 4임기 연속으로 정권을 이어갔으나 정부 관리들의 부정, 부패, 연이은 금융비리 등의 사건으로 인해 1996년 중도 선거를 치르고 결과는 국민당(PP)의 승리로 돌아갔다. 2000년 봄에 치른 선거에서 국민당은 다시 압승을 거두었다.

제2차 세계대전 중에 히틀러나 무솔리니를 지지한 이유로 연합국과 다른 유럽 여러 나라들로부터 왕따를 당하는 수모를 겪어야 했다. 이러한 결과는 스페인 경제에 직접 영향을 미쳤던 무역봉쇄조치와 마샬플랜에서 제외 국가로 남으면서 심한 보릿고개를 넘겨야했다. 그 후 50년대에 들어서면서 미서협정, UN가입으로 인한 문호개방, 60년대의 실업이민들이 외국에서 벌어 고향에 보내준 외화를 바탕으로 중공업, 기간산업의 육성에 박차를 가하며, 75년도 프랑코 사망과 과도기 정부를 거치면서 80년대, 90년대의 고도성장을 이룩하며 명실상부한 유럽의 강국으로 떠오르고 있다. 경제적으로는 90년초의 고도성장과 실업률을 내리면서 국민경제의 향상을 가져왔고 EU 초대국가로 유럽에서도 힘 있는 국가로 들어섰다.

역사와 예술이 함께 공존하는 도시

스페인은 사람들로부터 항상 '태양과 정열의 나라'로 불린다. 누구나가 그곳을 방문하게 되면, 아 그래서 '태양'이라는 말과 '정열'이라는 말을 사용하는구나 하는 것을 느끼게 되기 때문이다. 필자도 바르셀로나에서 '태양'을 만나 그것을 느꼈기 때문에 이 두 단어에 대하여서는 일단 긍정적으로 해석이 가능했다. 그리고 스페인은 확실하게 '예술과 역사'가 공존하는 도시 국가였다. 우리 일행이 처음으로 발을 디딘 곳 마드리드도 그렇고 마드리드에서 가까운 곳 톨레도(Toledo)와 바르셀로나도 그랬다.

마드리드는 이베리아 반도의 중앙에 위치하며 해발 646m의 고지대에 놓여 있다. 인구는 현재 약 400만명 정도이며, 고색창연한 건축물과 박물관, 미술관 등 유적들이 많이 눈에 띈다. 옛날 모습을 그대로 간직한 거리도 곳곳에 남아 있다. 이러한 건축물은 대부분 석조

건축 양식이었기 때문에 가능하다고 해석이 되었다. 역사적으로 마드리드는 1581년, 스페인 제국의 전성기 때, 이곳으로 수도가 옮겨진 뒤 400여 년 동안 스페인의 정치, 경제, 문화의 중심지가 되었다.

필자가 시내 관광을 하면서 마드리드라는 말에 대해 약간의 호기심이 생겨 관광가이드에게 물어 보았다. 마드리드라는 어원을 풀이하자면 '물의 어머니'라는 말이라고 설명을 하였다. 그러한 선입견을 가지고 이곳저곳으로 보니 물이 풍부한 곳이라는 해석이 가능하였다.

마드리드가 자랑할 만한 곳은 역시 프라도 미술관(Museo del Prado)이었다. 이곳에는 스페인이 낳은 거장들이 숨을 쉬고 있는 곳이었다. 이 박물관에서는 16세기의 엘그레코와 17세기의 벨라스케스, 18세기의 고야 등의 작품들을 한 곳에서 차분하게 관람할 수 있다. 그리고 무엇보다도 빠뜨릴 수 없는 곳은 마요르 광장(Plaza Mayor)과 왕궁(Palacio Real) 등으로 역사와 예술이 공존하는 도시라고 그 해석이 가능했다.

스페인에서의 투우와 플라멩코는 그들의 인생철학과 함께 문화의 꽃이다. 투우와 플라멩코는 눈부신 태양과 지치지 않는 정열의 나라 에스파냐의 정서를 대표하는 것이다. 투우장에서 거친 숨을 몰아내며 위협적인 뿔은 앞세워 돌진하는 검은 수소의 그 위풍당당한 모습, 그리고 그 맹수의 공격에 미동도 하지 않고 장검을 뽑아들어 날카로운 눈빛으로 수소를 노려보는 투우사의 모습에서 우리는 누구의 도움도 없이 일 대 일로 맞서 스스로 헤쳐 나가야 하는 우리의 삶을 목격하게 된다.

사실 필자는 스페인에서 투우장에 많은 관심을 가졌다. 그러나 우리 일행은 불행히도 이러한 장면들을 볼 수 있는 기회가 주어지지 않았다. 왜냐하면 겨울철에는 투우경기가 열리지 않았기 때문이다. 또 한편으로 필자는 플라멩코에 호기심이 있었지만 팍팍한 일정으로 인하여 그것도 볼 기회가 주어지지 않았다. 플라멩코라 하면 화려하면서도 특이한 의상을 입은 무희가 격렬한 동작으로 춤추는 모습을 떠올리게 된다.

스페인은 가는 곳마다 역사적 유물이 곳곳에 존재한다. 그리고 그 유물들은 예술적 가치성을 지니고 있어 신비와 함께 호기심을 불러일으키기도 한다. 왜냐하면 건물 양식이 우리나라와는 달리 대부분 석조건축으로 만들어져 있기 때문에 2,000년이 지난 도시(Toredo)도 원형 그대로 보존된 곳도 있었다. 우리 일행이 처음으로 방문한 도시 마드리드도 역사와 예술이 있었고, 바르셀로나도 가우디 건축이 우리 일행을 압도시켜 버렸다.

가우디 성당은 1882년에 짓기 시작하여 100년 이상이 걸린 이 교회는 현재와 같은 속도로 진행된다면 앞으로도 100~200년은 더 걸려야 완성될 것이라고 하였다. 안토니오 가우디가 평생 건축을 했고 그가 죽은 뒤에도 계속해서 건축이 진행되고 있는 화제의 성당이다. 가우디의 묘도 이곳에 있다. 지금도 한쪽에서는 건축이 진행되고 있는 이 성당은 바르셀로나의 관광명소이며, 세계건축사상 보기 드문 걸작이다.

스페인을 알면 스포츠가 열린다.

스페인은 80년 초반까지만 해도 쿠데타 시도와 극도의 사회불안, 경제난에 시달리던 '유럽의 변방'을 벗어나지 못했다. 1975년 스페인이 EC(유럽공동체) 가입신청서를 냈으나 가맹국들 사이에 홀대를 당하는 수모를 겪기도 했다. 이러한 스페인이 82년 월드컵을 성공적으로 치름으로써 '유럽의 미운 오리'에서 '유럽의 백조'로 탈바꿈 시켜 버렸다. 무엇이 이러한 성공을 가능하게 하였을까?

사실 그 당시 시대적 상황으로 살펴본다면 1979년 소련이 아프가니스탄을 침공하자 미국을 비롯한 서방측은 1980년 모스크바 올림픽을 반쪽으로 만들어 버렸고, 그에 맞서 소련을 비롯한 공산 진영도 그로부터 4년 후에 열린 1984년 LA올림픽을 반쪽으로 응답했다. 이러한 시기에 등장한 것이 82년 스페인 월드컵이었다. 이 대회는 완전히 틈새 대회가 되어 버렸다. 이 틈새 대회는 전 세계적으로 이목을 끌기에 충분하였다.

1982년 스페인 월드컵은 이런 비정상적인 반쪽 올림픽의 틈새에서 개최되었다. 전 세계적으로 109개국이 참가를 신청하였기 때문에 명실공히 세계의 주목은 충분했다. 올림픽 보이콧에 실망한 세계인들은 진짜 세계인의 축제는 올림픽이 아닌 월드컵임을 보여 준 계기가 되었고 스페인 대회로 인해 월드컵이 한층 더 업그레이드 되었다. 또한 본선 진출국도 기존의 16개국에서 24개국으로 늘어났으며, 그동안 월드컵에서 소외되었던 지역의 불만을 수용해 아시아, 오세아니아, 아프리카, 카리브, 북중미의 본선 티켓도 한 장씩 늘어났다.

월드컵 개최 신청에 대한 1975년에서 1978년을 스페인을 살펴보면 도저히 월드컵 대회를 유치시킬 여건이 충분하지 못했다. 왜냐하면 앞서 이야기 한 것처럼 40년간의 철권통치를 하던 프랑코 총통이 죽으면서 스페인은 극도의 혼란에 빠졌다. 특히 프랑코를 지지하던 극우파와 사회주의 정당 간에 극심한 이념 혼란이 일어났고, 또한 바스크 독립을 외치던 무장단체들의 테러가 존재하였다. 여기에다 200만 명이 넘는 실업자가 스페인의 경제 불황 속에서 허덕이고 있을 무렵에 월드컵 개최를 신청하였다. 이때 스페인의 많은 축구관계자들과 정부 관료들은 우려를 금치 못하였다. 그러나 스페인은 1978년 9월 29일에 후안 카를로스 국왕의 칙령으로 '82스페인월드컵조직위원회'를 과감하게 출범시키면서 그 저력을 드러내기 시작했다.

그렇다면 무엇이 스페인의 경제 불황과 200만 명이 넘는 실업자들을 구해 냈을까?

필자는 How come에 대한 의문이 생기기 시작하였다. 월드컵이 단순히 매직쇼 같은 것일까? 오늘날의 스페인의 모습을 자세히 보면 스포츠가 보이기 때문이다. 그리고 우리는 스페인에서 이러한 지혜를 배워야 한다고 생각한다.

스페인이 월드컵을 성공하게 된 첫 번째 요인은 국민의식 형성효과에 있었다고 본다. 월드컵을 준비하고 있던 과정 중에 흉흉했던 민심을 추스르는가 하면, 조직위원회에서는 모든 정파에 월드컵의 공동참여를 호소했다. 극렬한 바스크 무장독립운동 단체인 에타(ETA)까지 '안전한 월드컵'을 약속했다. 마침내 스페인 월드컵은 국민들의 귀속감을 높여 주었고, 지역 활동의 참가를 촉진시켰으며, 활기와 여유 있는 사회 조성에 공헌 할 수 있는 구심점을 만들어 주었다고 본다.

스페인은 월드컵을 준비하던 4년 동안 지역간 · 정파간 · 계층간의 이해와 결속을 다지는데 중점을 두었다. 그리하여 마침내 그들로부터 협력을 얻어낼 수 있었다. 아울러 스페인의 이미지 제고와 관련된 각종 이벤트 사업의 시행은 매스미디어를 통해 뿜어내어 스페인을 세계에 알리는 최상의 수단으로 활용하였다.

이러한 성과에는 조직위원회의 공개행정과 투명성 있는 조직 운영에 있었다고 본다. 월드컵이 끝날 때까지 모든 정당과 언론에 세밀한 계획과 성과를 보고하고 최대의 협조를 얻어내었다. 이와 같은 것들이 스페인의 국민들을 결속시키는 하나의 큰 무형적인 성공적 에너지였다.

스페인의 스포츠를 통하여 얻은 또 하나의 성공요인은 월드컵 이벤트와 스페인 문화의 접목이었다. 스페인월드컵조직위원회 내의 조직구성표를 잘 살펴보면 '문화월드컵준비위원회'라는 것이 있었다. 필자는 문화올림픽에 대한 새로운 용어를 접하면서 엄청난 How come이 발동되기 시작했다. 그 의문이 풀리기 시작할 무렵 아하! 바로 이거야! 하는 감탄사가 절로 나왔다. 스페인은 문화월드컵이라는 또 하나의 월드컵을 준비하였고 스페인에 내재된 문화성에 활기를 불어넣어 문화계승의 계기나 전통문화를 보전, 발전시키는 수단으로 활용하였다.

이러한 이벤트는 스페인을 찾아온 외국인들에게 축구와 문화를 접목하는 기발한 아이디어야말로 우리가 배워야 할 부분이라 생각된다. 스페인 월드컵조직위원회에서는 축구경기가 열리기 전에 플라멩코 공연과 투우 경기가 벌려졌고, 경기 후에는 지역별로 특색 있는 다양한 문화행사들이 선을 보였다. 문화월드컵 프로그램에는 대중가수 훌리오 이글레시아스의 공연, 테니스 스타 비외른 보리와 존 맥켄로의 시합 등 기상천외한 발상이 들어 있었다.

이러한 것들이 전 세계 미디어 매체를 통해서 스페인을 알리기 시작하여 스페인들에게는 자긍심을 하늘까지 높여주었고, 전 세계인들에게는 호기심을 충족시키는 계기가 되었다. 앞서 이야기한 월드컵과 문화의 접목은 스페인을 매혹적인 관광지로 바꾸는데 큰 기여를 했다. 최근 통계를 보면 그것이 확연히 입증된다. 스페인은 두 개의 빅 스포츠 이벤트를 통하여 80년대에는 3,800만 명이던 외국방문객의 수가 2000년 7,400만 명으로 급증한 것이 이를 방증 한다.

우리도 문화올림픽조직위원회를 만들고 스페인처럼 기발한 아이디어를 모아 축구 경기 전이나 후에 태권도 시범이라든가, 탈춤, 한국무용 등 각 지역과 연계한 문화를 소개하는 장으로 만들고 유명한 팝가수 공연이나 박세리 같은 거물급 세계오픈 경기를 같이 치룰 수 있는 여러 가지 아이디어를 개발하여 색다르게 일본과 차별성 있는 준비가 필요하다고 보는데 조직위원회에서는 어떻게 받아들일지 궁금하다. 따라서 우리도 스포츠 속에 문화를 꽃피워 세계인들에게 다시 알리는 계기로 삼았으면 하고 강력히 주장한다.

스포츠와 문화를 접목한 스페인은 지혜가 있는 나라였다. 프랑코 총독이 사망 후 스페인 국민들이 스포츠에 눈을 뜨기 시작하여 마침내 1982년 월드컵을 유치에 성공하였다. 이 82월드컵은 스페인의 경제, 정체의식, 자긍심, 나아가 스페인을 전 세계에 알리는 한 차원 업그레이드 같은 것이었다. 마침내 스페인은 두 개의 빅 스포츠 이벤트 즉 월드컵과 올림픽을 통하여 완전히 관광왕국으로 변모하였다.

나오면서

이번 스페인을 방문하면서 6일간의 짧은 기간 동안 느낀 것들을 제한된 지면에서 다 토해 놓기란 매우 어려운 것은 사실이다. 그러나 6일간의 고민 속에서 전광석화처럼 스쳐가는 하나의 아이디어가 피카소 박물관에서 그림을 감상 중에 "키워드"가 떠올랐다.

그 곳에서 느낀 키워드는 스포츠와 관광의 접목 그리고 스포츠 이벤트 속에 스페인 문화가 살아 숨 쉬고 있었기 때문에 오늘날 스페인은 관광 대국이 되었다고 감히 단정하고 싶다. 스포츠 속에 스페인의 문화가 숨을 쉬고 그러한 스페인의 문화가 82년 월드컵을 통하여 전 세계에 알려지기 시작하면서 일약 관광 대국으로 성장하였다. 스페인의 스포츠 이벤트 즉 82월드컵, 92년 올림픽을 통하여 정치외적, 경제적, 사회・문화적 의의가 충분하였다고 본다.

스페인월드컵의 성공이 가능케 한 것은 무엇보다도 조직위원회의 투명성 있는 운영이였다고 본다. 투명성 있는 공개 행정에서 얻은 국민들로부터 신뢰는 월드컵조직위원회를 움직이는 윤활유가 되었다. 신뢰는 다른 사람의 말을 의심 없이 진실 그대로를 받아들일 때를 말한다. 이러한 신뢰는 그 조직의 구성원 모두가 잠재에너지를 극대화시켜 종국에 가서는 그 조직의 창의적 능력을 높여준다. 이러한 신뢰가 스페인조직위원회의 투명성 있는 공개행정에서 성공적 에너지가 있었다고 감히 단언하는 바이다.

우리나라는 금년 6월에 중대한 2002 한・일 월드컵 개최를 앞두고 있다. 이러한 이벤트를 통화여 스페인의 교훈을 배워야 한다고 본다. 월드컵 이벤트 속에 또 하나의 우리의 문화를 숨 쉬게 하고 이번 우리나라에서 개최되는 월드컵은 일본과의 차별성 있게 준비하여야 한다. 그리고 또 하나 중요한 것은 국민들로부터 믿음이 가는 행정조직의 투명선 확보가 시급하다고 본다. 이러한 것을 절대 간과해서는 아니 될 것이다.

궁극적으로 2002년 우리와 일본양국에서 치러지는 이번 월드컵의 목표는 제2의 도약으로 삼아야 한다. 그러기 위해서 국민적 에너지를 결집시키고 국가의 신인도를 회복과 국제적 위상을 높여야 한다고 본다.

첫째, 정치・외교적 의의로서는 국가 이미지를 쇄신하고, 한・일 관계를 재정립하여야 한다. 그리고 이 계기로 남북관계가 개선되어야 하는 의의를 찾아야 한다.

둘째, 경제적 의의로서는 거시경제의 파급효과가 있어야 하고 관련 산업은 물론 지역경제가 활성화되어야 한다고 본다.

셋째, 사회・문화적 의의로서는 공동체 의식함양과 건전여가 문화를 정착시켜나가야 하며, 또한 나아가 한국 문화를 세계화하는 좋은 계기가 되어야 한다고 본다.

근래에 와서 냉전의 이데올로기 구조가 붕괴되면서 각종 국제 수준의 스포츠는 점점 상업화의 길로 치닫고 있는 것이 주지하는 사실이다. 스포츠가 마케팅과 접목되면서 스포츠이벤트 단어가 귀에 익숙하게 되었다. 스포츠이벤트란 스포츠로서의 요소가 내포된 각종 경기, 행사 등을 일컫는 말이다. 스포츠이벤트의 규모는 월드컵이나 올림픽 같은 대규모적인 것에서부터 국내외의 각종 소규모의 이벤트가 다양하게 존재한다.

이러한 스포츠이벤트의 파급효과는 무형적인 요소와 유형적인 요소로 대별된다. 우선 유형적인 요소를 본다면 경제적 파급효과와 사회기반 시설의 재정비 등을 들 수가 있으며, 무형적인 요소의 스포츠이벤트는 문화수준 향상을 꾀할 수 있어 문화계승의 계기나 전통문화를 보전, 방전시키는 수단으로 활용할 수가 있다. 또한 스포츠이벤트는 지역사회에 대한 주민의 귀속감을 높일 뿐 만 아니라 계층간의 이해와 결속력을 높이는 메리트가 분명히 있다.

세계가, 남과 북이 하나된 아름다운 스포츠 축제

스포츠는 인종, 종교, 정치, 이념, 문화를 초월하는 힘이 있다. 그러나 지금까지 있었던 대규모 국제 스포츠대회에서 정치, 종교, 이념의 아픈 상처를 경험해야만 했었다. 이번 대구 U대회는 순수한 스포츠 정신만으로 하나 되는 세계인의 축제가 되었으면 하는 바램을 가지고 있었다.

뭔가 특별한 일이 생길 것만 같은 2003년 8월 21일 목요일 아침, 서울에서 대구로 향하는 새마을호에 몸을 실었다. 아침부터 좋았던 느낌이 적중했던 것일까? 운 좋게도 아름다운 한 여인이 내 옆자리를 차지했다. 하지만 지금 생각하는 것이 그 여인의 외모 때문이라고 생각을 했다면 조금은 아쉬운 일일지도 모르지만, 정작 나를 압도한 것은 2시간 가량 대화를 통해서 풍기는 그 여인의 향기가 너무 아름다웠기 때문이다.

이 칼럼은 서울시체육회 2003년 9월호 [시민체육]에 소개된 글이다.

열차에서 만난 여인

나는 여행을 무척 좋아하는 편이다. 여행은 내 마음을 풍선처럼 부풀게 할 뿐만 아니라 기대감이라는 묘한 즐거움, 그리고 다른 사람들에 비해 유달리 호기심이 많은 나를 충족시켜 줄 뿐 아니라 덤으로 일상에서 벗어난다는 묘한 즐거움까지 주는 여행은 내 적성에 꼭 맞는 편이다. 특히 사람들의 행동이나, 사람들로 인한 사건들이 왜 그러한 결과를 가져왔는지에 대해 해석하기를 좋아하는 성격의 소유 탓인지 여행은 내 삶에 또 하나의 특별한 즐거움을 준다.

인간은 소우주이며, 한 사람 한 사람들이 각각의 자기 우주의 세계다. 여행은 나와 또 다른 우주를 만나는 절호의 기회가 주어진다. 특히 많은 사람들이 타는 기차나 버스를 타면 더욱 그렇다. 그 날 새마을호에서 만난 그 여인의 우주는 아름답고 긴 우주였다. 그 여인은 6.25 동란 때 남편을 먼 우주로 여행 보내고 혼자 유복자 아들을 키우며 한 평생을 기구한 운명 속에 살아왔던 주름이 가득한 우주였다. 한 핏덩어리, 또 하나의 소우주를 바르게 키우기 위해 남의 집에 바느질부터 행상까지 해보지 않은 일이 없었다는 그 여인의 한숨 속에서 그 핏덩어리 아들은 보란 듯이 성공하여, 지금은 서울의 모 대학 학장을 지낸 분이란다.

그렇게 성공한 아들을 믿고 오랫동안 살던 고향을 등지고, 몇 해 전부터 아들집에서 손자들이랑 지내 볼 요량으로 낯선 서울에 올라왔단다. 그러나 젊어서부터했던 고생은 여기서 끝이 아니었다. 이제 누구에게도 자랑스럽게 말할 수 있게 성공을 한 아들집에서 가장 권위 있는 분은 며느리, 둘째가 손자·손녀 아이들, 세 번째가 자기 아들, 네 번째가 강아지, 그리고 그 보다 못한 마지막이 바로 이 할머니였단다. 더구나, 하루 이틀 지내다보니 아들의 집이란 넓기만 넓고 할 일이 없어 갇혀있는 창살없는 감옥처럼 느껴졌단다. 그래서 '3호야 잘 있거라, 5호는 간다'란 글을 남기고 새마을호를 탔다고 한다.

이제 흙냄새 나는 시골로 다시 돌아가 마음 편하게 살 것이라고 말하는 그 여인은 족히 일흔은 넘어 보이는 전형적인 우리나라 순종 할머니였다. 그 여인과 작별하기 직전, 참가여부로 인해 말도 많고 탈도 많았던 북한선수단이 이번 대회에 극적으로 참가할 것이라는 뉴스가 차내 TV를 통해 나오고 있었다. 그 뉴스를 말없이 보고 있었던 그 여인은 "남북이 하루 빨리 통일이 되어야할 텐데"라고 말을 하다가, "비록 남편이 동란에 희생이 되었지만"하고 말꼬리를 흐렸다.

여인의 얼굴에 새겨진 세월의 그늘과 그 세월 앞에 절망할 수밖에 없었던 그 여인의 인생 다큐멘터리를 들으며, 차마 무슨 말도 할 수 없어 머뭇거리고 있는 나의 귀에 "다음은 대전입니다."란 차내 안내 방송 소리가 들렸고, 나는 그 아름다운 여인과 작별을 고했다.

힘겨움을 딛고 개최된 대회

대구의 모습은 지난 2월 18일에 있었던 지하철 참사 때문이었는지 시민들의 분위기는 여전히 침체되어 있었다. 이러한 시기에 다행히 그 분위기를 바꿀 수 있는 국제 스포츠 행사가 또한 대구에서 열리고 있었다. 하지만 대구유니버시아드대회는 유치과정부터 많은 역경이 있었다고 한다. 지난 97년 1월에 정부의 승인을 받아 그해 5월에 FISU에 유치 신청했으나 IMF 구제 금융으로 연기해야했던 아픔이 있었고, 2002년에는 한・일 월드컵과 부산 아시안게임의 함성 속에 묻혀 시민들에게 크게 부각되지도 못했으며, 설상가상으로 지하철 참사에 이은 북한 선수단 참가 불참 선언까지 많은 역경과 위기 속에서 꽃을 피운 대회였다.

하지만 대구는 자존심과 에너지가 있는 도시다. 전통과 예술을 숭상해온 교육이 자존심을 만들어 냈고, 대구 시민들의 에너지가 2001년 JCI(국제청년회의소) 아태 지역대회, 2002년 월드컵축구대회와 국제섬유박람회에 이어 2003년 하계유니버시아드대회까지 3년 연속 대규모 국제 대회를 통해 국제적인 도시, 세계적인 도시를 만들어 냈다.

분명히 이번 대회를 통해서도 대구는 생산유발효과, 고용유발효과 그리고 소득유발효과라는 것을 만들어 낼 것이다. 대구가 지하철 참사로 인해 우울하던 도시가 아닌 이번 대회를 계기로 새로운 모습으로 다시 살아나는 대구가 되기를 간절히 기원해본다. 나는 사람들이 많이 모이는 동성로 거리를 돌아다보면서 월드컵의 열기를 갈망했지만, 즐비하게 늘어선 빈 택시 행렬을 목격하고 대구가 불황의 늪에 빠져있다는 것을 직감했다. 그 동안 화려했던 섬유공업의 불경기와 지난 2월 지하철 사고 등이 대구를 어둡게 만들었을 것이다.

화려한 입장 '우리는 하나'

전 세계 지구촌의 젊은이들이 우정과 이상을 나누는 2003 대구

하계유니버시아드대회가 21일 오후 6시 30분부터 밤 9시까지 화려한 개막행사를 시작으로 11일간 대구와 경북의 김천, 구미, 안동, 경주의 27개 경기장에서 13개 종목의 경기를 열었다. '하나가 되는 꿈(Dream for Unity)'이라는 주제 아래 펼쳐진 대구 U대회는 지난해 뜨거웠던 월드컵경기장을 대회 주경기장으로 사용하였다.

'우리는 하나'라는 상징의 한반도기를 선두로 하여 맨 마지막 남과 북의 선수단이 입장을 하자 개막식 식장은 온통 흥분의 도가니가 되었다. '코리아'라는 장내 멘트와 함께 최태웅(남한)선수와 김혜영(북한) 선수가 공동으로 한반도기를 앞세운 채 화합의 힘찬 행진을 시작하자 6만여 관중들은 떠나갈 듯한 함성과 박수 소리로 선수들을 환영하였다. 스타디움 전광판 아래 흰색 저고리와 검정 치마를 곱게 차려입고 자리한 북한 응원단도 '우리는 하나다.'를 소리높이 외쳤고, 경기장의 구석구석까지 감격에 휩싸였다.

나는 갑자기 열차에서 만난 그 여인의 얼굴이 떠올랐다. 아직도 끝나지 않은 절망을 떨쳐버릴 수 있도록 남북이 하나가 되는 감격의 장면을 보여 주고 싶었다. 어수선하던 시절 이데올로기라는 이름 아래 희생된 남편을 먼저 보내고, 말할 수 없는 아픔과 절망이라는 애환을 가지고 살아왔던 그 여인에게 이 아름답고 감동적인 장면을 보여주고 싶었다. 그것도 그럴 것이 그녀도 분명히 통일을 원하고 있었기 때문이다.

스포츠는 인종, 종교, 정치, 이념, 문화를 초월하는 힘이 있다. 그러나 지금까지 있었던 대규모 국제 스포츠대회에서 정치, 종교, 이념의 아픈 상처를 경험해야만 했었다. 하지만 열정과 순수라는 이름의 대명사격인 대학생만이 참여할 수 있는 이 유니버시아드 대회는 특히 정치적 영향력이 적었다. 이번 대구 U대회는 순수한 스포츠 정신만으로 하나 되는 세계인의 축제가 되었으면 하는 바람이 마음 한구석에서 생겨났다.

북한의 미녀 응원단

북한이 최근 일어난 한국 우익단체들의 과격한 행동으로 대구 U 대회의 안정성이 의심된다며 참가를 거부했다가, 우리 정부의 유감표시로 인하여 불참의사를 번복하고 이 대회에 참가하였다. 전극만 총단장과 장용 IOC위원이 이끄는 북한 선수단과 보도진으로 구성된 218명은 대회 개막을 하루 앞둔 20일 오전 9시 37분과 45분, 2대의 고려항공 소속 여객기에 나눠 타고 김해공항에 도착했다.

북한선수단이 남한에서 열리는 국제종합대회에 참가하는 것은 지난 해 부산아시안게임 이후 11개월 만에 다시 이루어 진 것이었다. 300여 명으로 구성된 북한의 미녀응원단은 같은 날 오후 5시와 5시 10분 김해공항에 도착했고, 북한 미녀 응원단이 대구로 들어오면서 시민들의 관심이 더욱 집중되었다. 그들은 역시 북한이 유리한 성적을 거둘 수 있는 종목과 구기 종목 중 축구 배구 경기장을 중심으로 행선지를 선택하였다.

대구 유니버시아드 대회 첫날부터 북에서 온 300여명의 응원단이 사실상 대구 시민들에게 가장 큰 관심사였다. 21일 오전 11시 대구체육관에서 열린 북한과 덴마크의 배구경기에서 첫 선을 보인 북한 응원단은 경기장을 꽉 채운 1만여 관중들을 순식간에 하나로 집중시켰다.

빨간 티셔츠에 빨간 모자를 쓴 응원단 300여명은 일사분란하게 마치 기계와 같이 움직였다. 국내외 기자들은 북한의 배구 경기에는 전혀 관심을 보이기보다는, 오직 북한 응원단의 일거수일투족을 카메라에 담기에 여념이 없어 보였고, 스포츠가 북한 미녀 응원단에 의해 완전히 실종되는 순간이었다. 그들은 배구 경기의 승패에 대한 관심보다 북한에서 미리 철저하게 준비하고 계산된 공연을 펼치는 것처럼 보였다.

이날 배구 경기가 엎치락뒤치락하며 손에 땀을 쥐는 4세트가 되자, 북한 미녀들의 진가가 발휘되었다. 테크니컬 타임 도중 응원단을 지휘하던 지휘자는 갑자기 응원석 중간으로 올라가서 팔을 전후좌우로 흔드는 '관광버스 춤'을 추기 시작하자 10여 명의 응원단이 동시에 일어나 응원단장 김은복 양과 함께 춤을 추기 시작했다. 이 광경을 목격한 관중들은 모두가 집단 최면에 걸려 있는 것 같아 씁쓸하기도 했다. 왜냐하면 순수해야 할 스포츠가 이념의 선전장처럼 느껴졌기 때문이다.

북한 미녀 응원단들이 기자나 시민들에게 던지는 이야기는 주로 "조국 통일을 앞당겨 주십시오, 우리 민족끼리 힘을 합쳐 통일을 앞당깁시다."와 같은 말들이 공통적이었다. 북한 선수들에 대한 환영과 화합의 의미로 노상에 붙여놓은 프랭카드가 비에 젖었다고 "우리 장군님…"하면서 눈물을 보이던 그들의 모습을 목격한다. 그것이 바로 그들의 실체라는 생각과 함께, 다양성이 존재하는 '우리의 의식과는 참으로 멀고 험하겠구나?'하는 것을 새삼 느끼게 했다.

그러나 우리는 이 장면에서 인내력이 필요하다. 그리고 이념적인 해석보다는 실체에 대한 이해력이 필요함도 느끼게 된다. 이데올로기라는 이분법적 흑백논리로의 해석은 또 하나의 갈등의 원인이 된다. 그저 우리는 사랑으로 안고 가야한다. 그것이 우리의 몫일 것이며, 그것이 반백년의 분단이 낳은 아픔이기 때문이다.

세계 석학들의 풍성한 학술대회

대구 하계유니버시아드 학술대회가 23일 영남대 국제관에서 오전 10시에 개회식을 시작으로 4일간의 일정이 시작되었다. 이번 유니버시아드 학술대회는 '도전을 향하여(Facing the challenge)—대학스포츠의 전통과 개혁'이라는 커다란 주제 아래 '대학생활에서의 스포츠', '대학 내 스포츠의 기능적인 문제', '사회 속에서의 대학스포츠'라는 세 가지 부제로 각 국 학자들의 연구논문 발표가 있었다.

이 학술대회는 스포츠 경기 못지않게 U대회의 기간 중에 열리는 큰 줄기를 이루는 행사 중의 하나이다. 이 학술대회는 제1회 U대회 때부터 시작되었다. 이번 영남대에서 개최된 학술대회는 20여 개 국에서 700여명이 참가했으며 제출된 논문 수만 600여 편에 이른다.

조지 킬리안 피슈 회장은 개막식에서 "지금까지 대회는 대체로 성공적이었지만 수년간 진행된 프로그램을 그대로 답습한다면 더 나은 U대회를 이루기 어려울 것"이라며 "스포츠 발전은 계속되는 과정이므로 끊임없는 연구가 필요하다."며 성공적 학술대회를 기원했다. 이번 학술대회 개회식이 끝나고 바로 그 자리에서 조지 킬리언 FISU 회장에게 명예행정학 박사학위 수여식이 있었다. 이러한 광경은 국내외 학자들에게 진귀하게 비춰졌다.

하나 되는 꿈을 위해

필자가 8월 무더위의 끝자락에서 시작된 대구하계유니버시아드 대회의 이런 저런 모습을 참관하면서 느끼고 겪었던 여러 가지 이야기들을 제한된 지면에 다 토해 놓기란 참으로 쉽지 않은 일이다.

특히 북한 미녀응원단들의 응원 모습이 스포츠 경기보다 더 인기를 끌었고 언론마저 경기보다는 응원단에, 남한선수보다는 북한 선수와 응원단에 취재열기와 관심을 보이는 주객전도의 아이러니한 상황에서 우리나라 대표선수들에게 또 하나의 소외감이 만들어 진 것 역시 사실이다. 스포츠는 함성이 있어야 흥이 난다. 하지만 북한 미녀응원단이 없는 경기장에는 함성의 메아리가 없다. 그래서 서운한 감정이 드는 것은 감출 수가 없다.

하지만, 이번 U대회를 이념적으로 해석하고 싶지 않다. 그것은 통일을 염원하는 우리에게 인내와 양보가 전제되어야 하고 생각의 다양성과 행동의 다양성을 인정 할 줄 알아야 한다고 생각하기 때문이다. 그러한 성숙한 국민들이 '우리는 하나'를 만들 수 있다.

이번 대회의 주제가는 '하나 되는 꿈'이다. 이 주제가의 맨 마지막에 나오는 "아름다울 수 있어. 마음의 문을 열면", "우리 마음을 열 수만 있다면"이라는 가사가 있다. 이 가사처럼, 그리고 비록 동란이라는 민족의 아픔 속에 남편을 잃어버렸지만, 그 누구보다 통일을 염원하는 그 여인의 넉넉한 마음처럼, 서로를 이해하는 마음을 가지고 남과 북이 우리가 모두 진정한 마음을 열 수가 있다면 '우리는 하나'가 될 수 있을 것이다.

민족의 유산 씨름의 빛과 그림자
씨름은 우리나라의 역사를 품고 성장했다.

씨름은 5천년 역사를 품고 이어져 온 우리민족의 자존심이자 조상의 얼이 담겨 있는 민족의 정체성이다. 씨름이 점점 사람들 사이에 잊혀가는 현상이 안타깝다. 누구의 잘못인가 한번 반성해 본다.

민족 최대의 명절마다 어김없이 찾아오는 민속경기가 바로 씨름이다. 씨름은 이미 고대 상고시대부터 시작된 아주 오래된 민속경기이다. 씨름은 5천년 역사를 품고 이어져 온 우리민족의 자존심이자 조상의 얼이 담겨져 있는 민족의 정체성이다. 특히 조선시대에 씨름은 특히 단오절에 많이 행하여졌고, 추석 전후의 중양절이나 상원일[1월 15일]에 거행되었으며, 농한기인 백중일에도 성대하게 치러졌다. 근대의 한국 씨름은 고유명절인 한가위, 설날, 단오절이면 문화의 중심자리에 항상 씨름 경기가 존재하여왔다.

어김없이 올해도 우리민족의 명절인 추석 한가위가 다가온다. 중추절에 반드시 존재해온 민속 씨름 경기는 국민들로부터 점점 멀어져 가고 있다. 이 씨름 경기는 가을 운동회시절에 전국 방방곡곡에서 행하여졌으며, 우리민족이 끈질기게 사랑했던 민속경기였다. 씨름 속에 우리들의 모습과 민족의 정체성 그리고 국가의 정체성이 담겨 있다.

국가 정체성(national identity)은 지역의 역사성, 신화나 역사적 전통성, 보편적 대중문화, 보편적 법적권리, 국민들을 향한 책무성 등 여러 가지들의 근본적인 특징들을 내포하고 있다. 전통 스포츠는 앞서 제시하는 국가의 정체성에 가장 많이 영향을 미치는 것들이 대부분 포함되고 있기 때문이다. 특히 스포츠에는 꼼수라는 것이 없다. 정정당당함과 수고와 노력의 결과가 주어지는 인생드라마다. 따라서 자국 국민들은 그 나라의 전통적인 스포츠에 대한 자긍심이 대단하다. 예를 들면 영국국민들은 축구와 럭비, 미국은 전통적인 스포츠인 미식축구, 야구, 농구 등에 열광하는 편이다. 일본의 전통 민속스포츠는 스모와 유도가 있다. 많은 일본인들은 스모경기를 사랑하고 또 자랑스럽게 생각한다.

우리나라 전통적인 스포츠는 태권도와 씨름이다. 태권도는 어느 정도 세계화해 놓았으며 또 한국인들이 자부심을 느끼고 있다. 하지만 씨름은 80~90년대 가장 인기 스포츠 중에 하나였다. 왜 씨름이 국민들로부터 점점 멀어져 가고 있는가? 여러 가지 분석이 나와 있다. 물론 민속씨름발전위원회도 가동되어 보았다. 이 위원회는 지금까지 씨름의 이름으로 스타가 된 선수출신과 프로 씨름연맹 및 씨름

협회 관계자들이 모두 포함하고 있다. 사실 씨름발전위원회의 출범은 한때 인기 스포츠였던 씨름이 잇따른 내부 파벌싸움으로 발전의 동력을 상실한 채 고사위기에 직면한 데서 비롯됐다. 급기야 국회에서도 [씨름진흥법]이 만들어 시행되고 있다. 지금까지 발표된 씨름의 침체에 대한 평가는 대체로 3가지이다.

첫째, 씨름의 침체원인이 경제상황과 관련 있다는 해석이 주를 이룬다. 97년 터진 외환위기가 씨름의 쇠락에 결정타를 했다는 분석이었다. 각 구단주들이 줄줄이 해체되면서 민속씨름의 몰락이 시작되었다는 원인 분석이었다. **둘째**, 씨름조직의 관리능력 부재에서 기인된 리더십에 문제를 지적했다. 즉, 독선적 리더십과 운영에서 비롯한 리더십 부재 등으로 인한 침체원인을 지적했다. **셋째**, 씨름 경기의 방식에서 오는 지루함이 팬들로부터 비인기 종목이 되어 외면당한다는 해석이었다. 다 틀린 이야기는 아니다. 하지만 씨름을 국민들 앞에 다시 세우려면 씨름의 본질을 이해할 필요가 있다. 씨름은 단순한 스포츠가 아니다. 충분한 시간이 지났지만 아직 아무런 발전에 관한 로드맵이 나오지 않고 있다. 국민들은 씨름의 침체로부터 옛 영광 재현의 닻이 올라오기만 고대하고 있다.

우리나라 씨름은 우리 민족의 끈기와 강인함과 함께 5,000년 역사를 담고 있는 우리민족의 우수한 전통 문화유산이다. 몇몇 씨름 스타출신들의 소유물은 아니고 또 씨름 조직을 운영하는 특정 단체들의 소유물은 더더욱 아니다. 씨름이 침체한데에 책임은 그들로부터 시작되어야 하고 또 문제해결과 활성화 방법도 그들의 손에 달려 있다. 이제 민족의 엄숙한 역사 앞에 개인의 욕심이나 명예 보다는 씨름의 민족 문화적 가치 앞에 엄숙하고 교만하지 말아야 하고, 또 개인의 탐욕을 버려야 한다.

씨름을 우리 민족 앞에 바로 세우려면 다음과 같은 두 가지를 원칙으로 삼아야 한다.

첫째, 기존의 기득권이라고 생각하는 모든 사람들 즉, 씨름으로 얻은 스타출신이나 씨름 조직을 운영했던 모든 사람들은 일단 물러나 있어야 한다. 씨름이 이 지경에 처해있는 것에 대한 반성적 태도가 선행되어야 한다. 씨름판에 나서고 싶은 것보다 이제는 민족적 씨름 앞에 헌신된 자세로 나타나야 한다. 오직 씨름만 살리려고 하는 사람만 나타나야 한다.

둘째, 국민적으로 참신한 사람들을 공모해서 씨름발전위원회를 만들어야 한다. 여러 가지 검증 절차를 거쳐 참신성이 있는 사람들로 구성해서 발전에 관한 로드맵이 나오면, 그 방안대로 침체의 씨름을 국민들 앞에 엄숙하게 세워 나가야 한다. 따라서 씨름은 개인 소유물이 아니다. 씨름으로 얻은 명예나 성취감은 이러한 전통적 가치 앞에 감사와 겸손이 선행되어야 한다.

PART 03

Physical Literacy

체육소양(physical Literacy)이란 인간 생활에 필수적인 추구를 설정하는 동기 부여, 자신감, 신체 능력, 지식 및 가치에 대한 이해를 포함하여 삶의 신체 활동 참여를 책임지는 활동은 물론 인간의 삶의 근본적이고 가치 있는 능력을 의미 한다(국제체육소양협회, 2014, Almond, L; Whitehead, M, 2012).

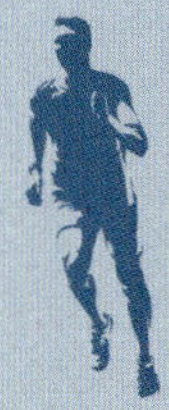

청소년기 학교체육의 갈 길을 묻다.

체육소양(physical literacy)의 본질은 인간이 일생동안 신체활동을 스스로 구사할 수 있는 적극적인 능력을 키우고 신체활동을 통해 진정한 행복을 찾아가는 데 있다.

청소년기 신체활동은 성인이 된 후에도 건강이나 생활습관에 매우 큰 영향을 미친다. 그렇기에 더욱이 우리는 청소년들이 건강하게 자라날 수 있도록 이끌어나가야 한다. 청소년의 신체와 정서발달에 스포츠가 미치는 영향과 평생체육의 기조마련을 위해서 학교체육의 활성화에 앞장서고 있는 나라의 사례를 살펴보자.

체육소양의 기초를 다지는 청소년기 신체활동

현대인들이 병원에 방문할 때 의사들로부터 가장 많이 듣는 충고가 바로 "운동 하세요."다. 대부분의 질병들은 운동으로 예방하거나

이 칼럼은 국민체육진흥공단 [스포츠 복지] 2017년 9월호에 소개된 내용이다.

개선될 수 있다. 의학의 아버지인 히포크라테스는 "걷기와 같은 운동이 인간에게 가장 좋은 약이다."라고 강조했다. 현대인에게 신체활동은 아무리 강조해도 지나침이 없는 건강을 위한 최고의 처방전이다. 최근 선진국에서 유행중인 신조어가 있는데 'Physical Literacy'란 단어다. 이 단어는 생소하고 또 한국어로 번역하기가 까다로운데, '체육소양'을 뜻하는 것으로 달리기, 뛰기, 던지기, 잡기, 줄넘기처럼 모든 인간들에게 필요로 하는 근본적인 움직임을 습득하고 실천해 몸과 마음 모두 건강한 인격체로 만들어가는 활동을 말한다.

체육소양의 본질은 인간이 일생동안 신체활동을 스스로 구사할 수 있는 적극적인 능력을 키우고 신체활동을 통해 진정한 행복을 찾아가는 데 있다. 이러한 활동들은 어린아이나 청소년에게 각기 다른 신체 활동 스포츠나 각종 운동을 지속할 수 있는 자신감을 줄 뿐만 아니라 평생 운동과 스포츠로 연결이 된다. 결과적으로 체육소양은 삶의 질과 연관된다. 경제수준이 높아질수록 스포츠나 신체적 활동이 우리의 문화생활에 차지하는 비중이 높아지기 때문이다.

청소년기 건강문제와 학교체육의 화두

청소년들의 비만과 체력저하는 사회적 문제로 수면위에 올라 온지 오래다. 특히 미국, 영국, 호주, 캐나다 등에서는 체육소양의 목적을 달성하기 위해 체육교육의 질적 향상 측면에서 많은 노력을 기울이고 있다. 이 중 미국의 경우 청소년 비만인구의 증가가 심각한 사회 문제로 대두되고 있다. 청소년의 비만을 예방하거나 개선하기 위해 막대한 예산이나 정책이 제공된다. 그 일환으로 대통령 체력 및 스포츠 위원회(President's Council on Physical Fitness & Sports)가 조직돼 있다. 이 조직은 학생들이 적극적으로 자신의 체력을 향상시킬 수 있도록 동기를 부여하는 역할을 한다. 성장해 나가는 청소년들의 체력수준을 평가해 등급에 해당하는 학생들에게 대통령 사인인 증명서와 메달을 수여한다. 무엇보다도 자율적으로 운영된다는 것이 가장 큰 특징이다.

청소년의 정신과 신체에 미치는 운동 효과는 질병 및 비만 예방 외에도 다양하기 이를 데 없다. 한 예로 운동은 두뇌 발달에 탁월하다. 하버드 의과대학의 존 레이티(John J. Ratey) 교수는 단순히 운동을 하는 것만으로도 뇌가 스스로 이상이 있는 부분을 고칠 수 있다고 강조했다. 또한 규칙적인 운동은 뇌를 가장 바람직한 방향으로 변화시켜 준다고 주장했다. 인간이 신체활동을 함으로써 사고력의 증진과 긍정적인 감정을 함양케 되고, 삶의 의욕이 향상된다는 것이다. 적절한 운동이 뇌 가소성(plasticity)을 향상시켜 준다는 것은 이미 대중적으로 잘 알려진 연구결과다. 미국 시카고 근처 네이퍼빌 센츄럴 고등학교의 사례는 신체활동이 학업성취도를 높인다는 사실을 전적으로 보여준다. 네이퍼빌 센츄럴 고등학교는 정규수업 전 0교시인 오전 7시부터 약 1시간 운동을 실천했다. 그 결과, 학생들의 읽기 능력과 문장 이해력이 17%나 향상됐다.

학업과 체력 증진을 이끄는 학교체육

운동은 건강한 신체를 만드는 데 기본이 된다. 적당한 운동은 신진대사를 촉진시켜 혈액순환과 인체의 모든 기능을 향상시켜, 결국 면역력을 높인다고 한다. 그리고 적절한 중-저강도 운동은 잠자는 500여 개의 유전자들을 활성화 한다고 주장한다. 우리들이 주목해야하는 사실은 규칙적인 운동은 면역 관련 주요 물질들 즉, 멜라토닌, 베타엔도르핀, 세로토닌, 미토콘드리아, 텔로미어, 시르투인 등을 활성화 시킨다는 것이다. 이러한 면역 관련 물질들은 규칙적인 운동과 매우 긍정적인 관련이 있다. 학생들의 학업뿐만 아니라 건강과 체력 증진에도 함께 주력하는 나라로는 독일과 일본이 대표적이다. 생활체육과 학교체육이 조화를 이루고 있는 두 나라는 학생들이 일상생활에서 규칙적인 운동습관을 형성할 수 있도록 돕고 있다. 독일의 경우 세계에서 스포츠클럽제도와 시설 및 운영 등이 가장 탁월하게 운영되고 있는 나라다. 이러한 배경에는 2차 세계대전 후 독일이 황금계획(golden plan)이라는 스포츠 투자에 가장 우선순위를 둔 독일 정부의 현명한 정책 결과라고 볼 수 있다. 독일은 생활체육과 엘리트 체육을 잘 접목하고 있다. 특히 운동을 잘하는 어린이 선수들을 지속적으로 지원하는 프로그램이 있다. 그러나 학생선수가 공부를 못한다면 선수가 될 수 없다. 이렇듯 학생은 공부와 스포츠를 떼어놓고 생각하지 않는다.

일본은 풍부한 스포츠 인프라 잘 되어 있으며 지역사회 스포츠클럽과 잘 연계되어 있다. 전통적으로 주민들 간의 연대의식을 중요시하는 문화가 존재하는데 이러한 의식이 자연스럽게 방과 후 클럽활동을 하는 데 큰 도움이 된다. 우리나라 청소년들은 학원이나 학업중심의 시간을 많이 보내는 반면에 일본 청소년들은 운동과 공부를 병행하여 시간을 잘 할애한다. 방과 후에는 수영장에 대부분이 학생들이다. 이렇듯 중학생이면 대부분 학생들이 스포츠클럽 중 하나를 선택하여 참여하고 있다.

학교체육 발전의 새로운 이정표

모든 스포츠나 운동은 연습을 통해 잠재능력을 일깨워 주기 때문에 성취감과 자신감을 획득한다. 운동 실천 과정을 통해 인내력을 배우고 상호 배려하는 마음도 생겨 자존감을 높여줄 뿐만 아니라 자기효능감도 향상된다. 연습과정 중 인내하며 작은 성취 경험을 얻은 학생들은 더욱 그렇다. 특히 신체활동을 통한 땀과 서로의 스킨십이 협동심과 사회성을 높여준다. 이러한 경험은 청소년시기에 보약을 먹는 것보다 더 값지다. 체육소양을 높이기 위해 청소년기부터 체육활동을 가까이하고 꾸준히 즐기는 변화가 필요하다.

지금부터라도 청소년을 위한 운동장과 운동시설을 확충하여 더 뛰어 놀기 쉬운 환경을 만들어야 한다. 새로운 건강 및 체육 문화를 정착하려면 체육소양에 대한 가치를 스스로 인식하는 사람들이 많이 늘어나야 한다. 그리고 신체적으로 최상의 상태로 만들어가는 자발성과 개인의 책임과 노력이 필요하게 된다. 우리는 체육문맹(Physcal illiteracy)에서 벗어나야할 시점에 와 있다. 그 역할은 바로 학교체육이 바로 서야 가능하다. 학교체육을 통해서 청소년들에게 진정한 신체적 소양을 길러주어 더 건강한 대한민국을 만들어 가야할 것이다.

운동 실천 과정을 통해 인내력을 배우고 상호 배려하는 마음도 생기기 때문에 자아존중감을 높여줄 뿐만 아니라 자기효능감도 향상된다. 특히 신체활동을 통한 땀과 서로의 스킨십이 협동심과 사회성을 높여준다. 이러한 경험은 청소년 시기에 보약을 먹는 것보다 더 값지다.

신체활동과 청소년 라이프 스타일

나이는 10대인데 비해 몸은 40대로 각종 생활습관 질환이 발생하고 있다. 왜 이런 현상이 발생될까? 청소년들의 체력이 여기까지 온데에는 누구의 책임인가?

청소년들의 체력이 심각한 위기 국면에 있다. 키와 몸무게는 커지고 늘었지만, 기초 체력은 현저히 약해지고 있다. 청소년들의 체력은 한마디로 속빈 강정이다. 요즈음 우리나라 청소년들을 가리켜 '덩치만 큰 약골'이란 말이 있는데, 이 말의 의미는 체격은 커지는데 반하여 체력은 오히려 약화돼가는 현상을 말한다. 최근 문화관광부가 3년마다 실시하는 국민체력실태조사 결과에 따르면 한국인의 50세 이상 남성들은 청소년과 비슷한 체격조건을 갖췄지만, 체력은 청소년들보다 훨씬 좋은 것으로 나타났다.

청소년들의 체력약화에 대한 심각성을 논의하는 가장 근본적인

이 칼럼은 서울시체육회 [시민체육] 2005년 1월호에 소개된 글이다.

이유는 청소년들이 바로 한국의 미래이기 때문이다. 미래의 에너지는 바로 그들로부터 나온다. 청소년들의 체력약화는 곧 바로 각종 생활습관병으로 이어져 청소년들의 삶의 질을 떨어뜨리기 때문이다. 그들이 성인으로 성장하였을 때, 국가 경쟁력의 저하는 물론이고 막대한 사회적 간접비용으로 이어져 국가의 경제손실을 가져온다.

2002년 보건사회부의 발표에 따르면, 1970년대에서 1990년대까지 한국은 의학기술의 진보, 생활양식의 변화, 그리고 경제개발로 한국인의 평균수명이 크게 연장된 반면, 생활양식에 기인하는 질병(암, 뇌혈관질환, 심장질환, 당뇨병, 간질환과 고혈압)이 전체 한국인 사망의 80.6%를 차지하고 있는 것으로 밝혀졌다.

오늘날 인간이 겪고 있는 질환은 20세기 초까지 유행했던 전염성 질환과는 차원이 다르다. 만성적인 에너지 과잉공급과 소비의 불균형으로 인한 심장질환, 당뇨병, 고혈압, 골다공증, 간질환 등이 그것이다. 과거 성인병 혹은 만성질환으로 불리던 이 질환은 일상생활의 습관과 밀접한 관계가 있다고 해서 영국이나 프랑스, 독일, 일본과 같은 선진국에서는 이를 생활습관병(lifestyle disease) 혹은 생활습관 관련 질환(lifestyle related disease)이라고 명명하고 있다. 최근 한국내과학회에서도 성인병 혹은 만성질환을 가리켜 '생활습관병'이라고 이름을 붙였다.

청소년들의 생활습관병의 발행원인

날로 증가되는 생활습관병에 대비하여 많은 선진국들은 정부 차원에서 시민들의 건강한 생활양식을 정착시키는데 많은 노력을 기울이고 있다. 우리나라 또한 통계를 살펴보면 생활습관병 발병률에 청소년들까지 가세하고 있는 실정이다. 나이는 10대인데 비해 몸은 40대로 각종 생활습관 질환이 발생하고 있다. 왜 이런 현상이 발생될까? 청소년들의 체력이 여기까지 온데에는 다음과 같은 요인으로 요약할 수 있다.

첫째, 식생활 문화의 변화를 들 수 있다. 언제부터인가 서구의 입맛이 우리 청소년들의 먹을거리 문화를 점령하고 있다는 사실이다. 이제 우리 청소년들은 슬로우 푸드보다 기름진 패스트푸드에 익숙해져가고 있으며, 섬유질이 풍부한 우리 토종 음식보다 캔 푸드나 햄, 소시지 같은 가공식품에 익숙해져가고 있다. 게다가 최근 연구에 의하면 청소년이 하루 1끼 이상 결식하는 것으로 나타났으며, 남학생은 여학생보다 결식률이 높고 결식의 이유로는 '늦잠을 자서', '식욕이 없어서' 또는 '시간이 없어서' 등이 제일 많았다. 이렇게 높은 청소년 결식률은 성장기에 있는 청소년들의 건강뿐만 아니라 성인기의 건강을 위해서도 개선되어야 할 문제이다. 또한, 청소년의 외식실태는 매일 1회 이상 외식하는 청소년의 비율이 연령층 및 성별로 16.5~40.8%에까지 이르고 있다. 이는 맞벌이 부부가 늘면서 부모에 의한 식사관리나 영양관리의 기회가 줄어들게 된 것이 원인으로 들 수 있다.

둘째, 생활습관의 변화를 들 수 있다. 아이들은 유치원 때부터 한글과 영어를 컴퓨터 게임이나 TV 프로그램을 통해 학습함으로써 주로 실내에서 많은 시간을 보낸다. 더구나 학교와 학원을 오가는 다람

쥐 쳇바퀴 같은 라이프스타일에 지친 청소년들은 여유 시간만 있으면 PC에 매달려 '게임폐인'이나 'PC 폐인'이 되기 쉽다. 특히, 요즘 아이들은 예전보다 독립심이 약하다는 평을 받는다. 부모로부터 너무 과잉보호를 받는다. 모두다 집에 가면 공주이자 왕자대우를 받는다. 이렇게 자라면 너무 자기중심적 성향이 나타나고 타인을 배려하는데 인색하기 쉽다. 상대적으로 일본의 청소년들은 추운 겨울철에도 반바지를 입고 등교한다. 그렇게 자란 아이들이 독립심도 강하고 인내력도 길러진다.

셋째, 문명 이기주의를 들 수 있다. 가공된 시멘트 공간속에 효율과 편리만 추구하는 현대사회에서 자연과 멀어진 청소년 문화를 만들어 내고 있다. 사람은 쉼 없는 움직임을 통해 몸(body)의 건강을 유지하고 이를 통해 건강한 사고를 발현시킨다. 이는 동서고금을 통달하는 진리이자 생명을 관장하는 자연의 섭리이다. 그런데 청소년들은 고도화된 물질문명과 풍요로움에 기인하여 새로운 생활습관을 갖게 되었고, 그 과정에서 자연의 섭리를 거역함으로써 스스로 위기를 초래하고 있다.

일주일동안 신체활동을 한 번도 안 하는 청소년 약 50.0%

과거에 비해 학교는 바로 코앞에 있다. 아파트의 3~4층을 오르고 내릴 때 계단보다 엘리베이터를 더 선호한다. 신체활동의 중요성에 대한 더 많은 강조에도 불구하고, 청소년들은 많은 시간을 의자에 앉은 채로 보내는 좌업중심의 생활을 한다.

청소년들이 움직이는 일이 점점 줄어든 요인으로는 짧은 통학거리의 생활환경과 주당 3시간의 학교 체육시간을 들 수 있다. 그나마 고등학교는 선택과목으로 전락해버렸다. 청소년들이 일상에 요구되는 움직임의 양이 80년대에 비해 현저하게 줄었다. 최근의 연구들은 한국에서 40대 이상 성인의 50%이상과 20대 이하의 젊은 사람들의 75% 이상이 육체적으로 비활동적이라는 것을 보여줬다.

움직임(physical activity)은 물질문명의 풍요 속에 상대적으로 점점 무력화되어가고 있는 청소년들의 건강상태에 새로운 활력을 불어넣어 주며, 동시에 우리 청소년들이 당면하고 있는 비신체활동으로 인한 생활습관병을 예방하는 유일한 대안인 것이다. 여기서 부모들의 올바른 관심과 학교체육의 정상화가 이루어진다면 금상첨화이다.

청소년기의 신체활동은 평생의 체력을 좌우하는 매우 중요한 시기로 많은 신체활동의 제공과 운동에 따른 효과적인 지도체계 그리고 성인기의 운동습관을 위한 기반 마련이라는 점에서도 중요하다. 그러므로 청소년들에게 신체활동의 기회를 마련하고 제공해 주는 것은 당연하면서도 매우 시급한 과제라 말할 수 있다. 청소년기의 체육활동 참여는 학교 및 일상생활에 필요한 긍정적 가치, 태도 그리고 사회적 기능 양성에 한몫을 한다. 그러나 문화관광부(1997)의 생활체육 참여율 제고를 위한 사업 보고서에서는 우리나라 청소년들의 신체활동이 부족한 현실에 있음을 지적하고 있다. 이 보고서에 의하면 일주일동안 신체활동을 한 번도 안하는 청소년이 약 50.0%에 이르는 것으로 조사되어 우리나라 청소년들의 신체활동 빈도가 매우 저조한 것으로 나타났다.

올바른 라이프스타일 유도해야

우리는 지금까지의 생활양식과는 전혀 다른 세계화, 지식의 정보화, 문화화로 대표되는 문명전환의 시대를 살아가고 있다. 특히, 청소년기는 어린이부터 성인이 되어가는 과도기로써 신체적・정신적 성숙이 가장 활발하게 이루어지며, 신체의 급속한 변화와 성장을 경험하면서 가정과 학교, 그리고 주위환경을 포함해서 자신의 지위와 역할, 삶에 대한 의미, 자신의 미래 등에 대한 고민을 통해서 자신의 참모습을 찾으려고 노력하는 중요한 시기이다.

그러나 문명전환의 시대를 살아가고 있는 우리 청소년들은 급속한 도시형 문화생활로 인한 오토메이션화, 운동부족, 건강하지 않는 생활습관 등에 의해 생기는 비만, 고혈압, 심장병 등 생활습관병이 해마다 급증하고 있다. 이는 쾌적한 환경과 식생활 개선으로 과거의 낮은 칼로리와 높은 섬유질이 함유된 식사에서 오늘날 높은 칼로리와 낮은 섬유질 식습관으로 과거에 비해 체격은 좋아진 반면 신체활동량의 감소로 인해 체력은 점점 약화되는 것과 밀접한 관계가 있다.

따라서, 지금의 청소년들이 성인이 되었을 때 막대한 국민의료비 지출이 예상된다. 1997년 우리나라 국민의료비 지출은 국내총생산(GDP)에서 차지하는 비율은 4.0%, 국민1인당 의료비지출은 587달러로 1995년도 483달러보다 약 21.0%가 증가하였다. 특히, 2001년도에는 국민 1인당 의료비 지출부담액이 40만 원에 육박하기도 했다. 참고로 최근 2017년 GDP에 차지하는 비율은 7.6%으로 해가지날수록 높아지고 있는 추세다.

이처럼 막대한 국가 경제손실을 예방하는 길은 청소년들에게 올바른 라이프스타일을 길러주는 일이다. 신체활동량이 부족한 학생들에게 적당한 신체활동의 기회를 제공하고 청소년 개개인의 생활환경에 따른 욕구를 충족시켜 건강 및 체력을 유지・증진하고 즐거운 삶을 영위할 수 있도록 해주어야 한다.

청소년들 각자의 라이프스타일의 문제점을 인식하여 개선하는 것이 단기적으로는 건강의 유지 증진을, 중장기적으로는 체력의 저하 예방 혹은 체력향상의 중요한 방법이다.

우선은 교사 스스로가 청소년들의 라이프스타일에 관해서 충분히 이해하는 것과 함께 생활환경을 어떻게 개선하고 올바른 라이프스타일의 형성을 도와줄 수 있도록 지도하는 것이 바람직하다. 또한, 과학적인 근거에 기초하는 대안과 함께 생활습관 개선 및 체력향상 추진사례의 보급을 추진해가는 것이 요구된다.

스포츠의 양면성과 학교운동부의 새로운 방향

승리지상주의에 영향을 받아 프로선수 못지않게 학생선수들이 혹사당하고 있다. 학원 스포츠의 본질적 가치와 승리지상주의적 현실의 두 양면성에 대한 가치를 판단함에 있어 큰 딜레마에 빠져있다.

얼마 전 TV 스포츠 뉴스에서 스포츠의 양면성을 보여주는 아주 흥미 있는 장면이 목격되었다. 남아공 월드컵 4강 진출에 실패한 우승 후보의 브라질과 아르헨티나 국민들의 반응이 너무 대조적이었다. 브라질 축구대표팀의 귀국 반응이 대체로 냉담하고 또한 살벌한 분위기와는 달리, 아르헨티나의 국민들은 축포와 함께 적극적으로 축구대표팀을 환영하는 분위기였다.

그리고 며칠 전 신문 스포츠면에서 마음이 훈훈해지는 기사가 하나 실렸다. 일본 축구대표팀의 미드필드였던 고마노 유이치에 대한 이야기다. 고마노 유이치는 16강전 파라과이와 승부차기에서 그가

이 칼럼은 서울시체육회 [시민체육] 2010년 7월호에 소개한 글이다.

찬 공이 불행하게도 크로스바를 맞고 나와 그만 실축하고 말았다. 결국 그의 실수로 인해 일본은 승부차기에서 3:5로 패하고 말았다. 그는 귀국하기가 두렵고 마음의 큰 부담을 가지고 있었다고 한다. 하지만 그 신문 기사는 실수한 고마노 유이치선수에게 그의 고향에서 공로메달을 수여한다고 했다. 그 이유는 사람들에게 꿈과 감동을 준 것에 대한 답례라고 했다.

보통은 패배의 빌미를 제공한 선수에게는 비난이나 조롱 혹은 협박성이 난무하는 것이 현실이다. 이러한 현실 속에서 아르헨티나 국민들의 환영하는 관대함이나 일본 축구 팬들의 이야기는 우리들에게 축구외의 또 다른 감동을 만들어 준다.

스포츠는 수많은 감동을 연출해 낸다. 이번 2010 남아공 월드컵에서도 여러 가지 우여곡절 끝에 최고의 영광은 스페인에게 돌아갔다. 나머지 국가들도 최선을 다했지만 트로피는 하나만 존재한다. 승리로 인해서 스페인 국민들에게는 영광과 더불어 경제적 가치 상승은 물론 국가의 브랜드 가치 상승에도 높은 영향을 얻게 되었다. 그러나 2위를 한 네덜란드의 국민들에게는 아쉬움과 함께 상처가 남아있을 것이다.

스포츠 세계에는 성공과 실패가 엄연히 공존하는 양면성이 있다. 성공했을 때 자신감을 얻는 대신 실패는 마음의 상처를 얻게 된다. 성공했을 때 과거의 실패한 경험들을 학습하면 겸손을 얻게되고, 곧 그 겸손은 훌륭한 교훈을 만들어 준다. 그러나 승자에게서 겸손을 잊어버리면 성공의 교훈은 곧 사라지고 만다. 비록 실패했지만, 그 원인을 잘 분석하고 기다리는 마음으로 차분히 준비하게 되면 곧 기회는 찾아오기 마련이다. 이것이 스포츠에서 얻는 좋은 교훈이다.

모든 일에는 양면성이 존재한다. 장점이 있으면 단점이 있고, 득이 있으면 실이 있기 마련이다. 스포츠의 양면성을 인정하면서 올바른 길을 가기 위한 방안을 모색하고 발전시킨다면 스포츠의 발전과 함께 긍정적인 방향으로 나아갈 수 있을 것이다.

우리나라 학교운동부에도 양면성이 분명하게 존재한다. 우리나라 초・중・고 학생선수들은 2009년 현재 85,694명이 등록되어 있다. 학생선수들은 초등학교 0.78%, 중학교 1.53%, 고등학교 1.39% 가 선수로 등록되어 있다. 이는 선진국에 비해 턱없이 선수층이 얇은 편이며, 이것은 심각한 문제이다. 이들 중 스타로 탄생하는 선수는 극소수이고 나머지 선수들은 성적 지상주의에 희생된 낙오자로 만드는 경우가 많다. 그들은 운동에만 전념한 나머지 은퇴 후의 인생 설계에 실패한 경우가 많이 나타났으며, 이로 인해 사회생활의 낙오자가 된 케이스도 적지 않다. 엘리트선수들의 체계적인 교육이 잘 실행되지 않고 있기 때문에 이러한 문제가 생기게 되는 것이다. 또한 엘리트체육을 바라보는 사회적인 시선도 운동선수들의 자리를 좁게 만드는 것이다.

우리나라 학교운동부에 대한 국민들의 시선은 대체로 두 가지로 대별된다. 엘리트 체육정책의 관점과 교육의 본질적인 관점이다. 엘리트 체육의 관점에서 살펴보면 스포츠의 역할은 우리나라 한국 발전에 지대한 영향을 준 것은 주지하는 사실이다. 우리나라 엘리트 스포츠 선수들이 국민들의 국가에 대한 정체성이나 자긍심 향상과 함께, 나아가서는 국가 브랜드를 높이는데 큰 기여를 한 것은 높이 평가할 만한 가치이다.

우리가 '잘 살아보세.'라고 외쳤던 시절의 끝자락에서 88 서울올림픽의 성공으로 발전의 빌미를 마련한 것과 IMF로 암울했을 때 박세리의 골프 제패로 인해 국민들에게 희망감과 자긍심 상승에 기여했다. 최근에는 피겨 스케이팅의 김연아, 야구, 축구 등의 엘리트 스포츠 선수들의 활약은 우리 국민들에게 자신감을 선사했다. 이러한 사실은 절대 무시할 수 없는 엘리트 스포츠의 업적들이다.

하지만 교육의 본질적인 관점에서 학교운동부의 실태를 살펴보면 화려한 모습과는 달리 어두운 그림자가 노출되고 있다. 결국 우리나라 엘리트스포츠 시스템의 효율이 높아질수록 그로인한 부작용도 커져갔다.

운동부의 가장 심각한 문제는 학습권의 박탈에 있다. 학교의 본질은 교육을 실천하는 장인데 학원스포츠는 프로스포츠처럼 흉내 내고 있으며, 기다림이 없고 너무 조급하다. 엘리트 선수들 중 척박한 환경 속에서도 겨우 살아남아 세계적인 선수가 되는 경우는 전체 선수 중 확률적으로 미미한 상태이다. 이러한 문제들을 해결하기 위해서 프로스포츠와 학원스포츠는 엄연하게 구별이 되어야 한다. 학원스포츠는 당연히 교육적인 면이 우선이 되어야 한다. 프로는 프로다워야 하지만 아마추어는 아마추어다워야 도(道)를 넘지 않는 것이다. 사실 우리나라 학원스포츠는 도가 지나친 편이다. 왜냐하면 이들이 추구하는 '오직 승리'라는 승리지상주의에 영향을 받아 프로 선수 못지않게 학생선수들이 혹사당하고 있기 때문이다. 따라서 이러한 학원 스포츠의 두 가지 양상에 대한 가치를 판단함에 있어 큰 딜레마에 빠져있다.

다행이도 최근 대학에서도 학원스포츠를 교육의 영역으로 되돌리겠다는 움직임이 있다. 이제는 학교에서 정한 모든 학습을 따라야 만하고 선수에게는 학습권이 보장되어야 한다. 최근 문체부와 교과부가 공동으로 발표한 초・중・고 학생선수의 최저학력제도에 대학까지 동참하면서 학원스포츠 개혁은 급물살을 타고 있다.

운동부활동은 학교교육의 일환으로서 교육과정 외에 행해지는 아동・학생의 스포츠 활동이다. 그 활동을 통해서 운동에의 친화적인 태도의 형성, 체력의 향상이나 건강의 증진, 자존감 및 자기효능감(self-efficacy) 향상, 매너, 경기 규칙을 준수하는 태도의 육성은 성장기 청소년들에게 그 교육적 의의가 크다고 할 수 있다.

또한, 운동부 활동은 평생스포츠를 찾아내는 기회가 되고 있어 보다 높은 수준의 기능이나 기록을 목표로 한 활동을 하는 것에 의해 자신에 한계에 도전하는 등 보다 알찬 학교생활을 경험하게 하는 동시에 의미가 있는 활동이라고 여겨지고 있다. 더욱이 학년을 넘어 다른 연령집단으로서 자발적, 자주적, 자취적인 활동을 전개하고 서로 협력하거나 자신의 책임을 수행하거나 상급생과 하급생의 신뢰 관계를 이룩하거나 사회생활을 하는 동시에 필요한 협조성과 연대감 등을 기를 수 있는 것이기도 하다.

운동부 활동, 더 나아가 우리나라의 스포츠 발전을 위해서는 다각적으로 멈추어 볼 필요가 있다. 운동부 학생들의 학습권 보장과 함께 일반 학생들에게 많은 스포츠 체험의 기회를 제공함으로써 학생들이 느끼는 스포츠의 장점을 극대화해 모두가 함께 즐기고 발전시킬 수 있는 스포츠가 되어야 할 것이다.

운동선수가 나아갈 길을 한가지로만 좁히는 것이 아닌, 다방면에서 인정받을 수 있는 인재로 형성하기 위해서는 개인적, 학교적, 사회적, 국가적인 개선과 지원이 필요할 것이다. 엘리트 스포츠의 고유 장점과 학교 현장에서 교육의 가치실현이 동시에 이루어지는 두 가지의 양면성을 잘 조화롭게 발전시켜야 한다. 다시는 과거와 같이 정규수업이 없는 학생선수들을 만드는 일이 없어야 하겠다.

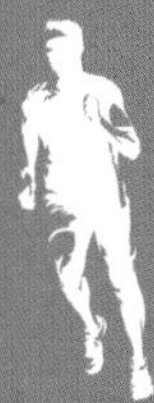

PART 04

Life Literacy

삶의 소양이란 무엇을 의미할까? 삶속에서 작은 행복을 찾아본다.

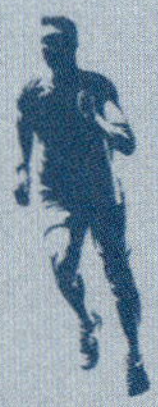

Wellness가 시작된, 꿈과 소망이 존재하는 곳

사람은 누구에게나 꿈과 희망이 있다. 내 마음의 컬럼비아 대학이라는 그곳은 나에게 남다르게 큰 의미로 다가온다. 왜냐하면 그곳은 내가 살아오면서 경험했던 숱한 어려움과 기쁨의 가장자리에 항상 존재했고, 나의 꿈의 결실이 그곳에서 이루어졌기 때문이다. 하지만, 필자가 뉴욕시의 생활에 익숙해질 무렵, 당시 첫째 아이가 초등학교 1학년 때에 둘째 아이가 태어났고, 따라서 경제적으로 무척 어려워졌을 때, 나는 내 인생의 바닥에 와 있었다.

80년대 초 대학가의 지긋지긋한 최루탄 냄새를 뒤로하고, 유학에 대한 충분한 준비도 없이 시작된 미국 유학 생활은 군중 속의 고독과 어려움의 연속이었다. 문화의 장벽, 언어의 장벽, 그리고 경제적 어려움에 대한 삼중고를 이겨내기란 정말 힘겨웠다. 그때마다 컬럼비아는 나에게 힘과 용기의 원천이었다. 나의 생활이 고독하고 외롭고 좌절되었을 때 시공을 초월하여 찾아와준 아름다운 곳이기도 했다. 이제, 내 마음을 달래 주었던 뉴욕의 추억들은 나의 꿈과 그리움의 아리아가 되어버렸다.

필자는 늘 뉴욕을 방문하게 되면, 컬럼비아대학은 물론 내가 살아왔던 College Point 선상에 있는 아주 오래된 아파트를 방문한다. 컬럼비아대학과 그곳에 가면 나의 마음이 한결 감사함과 짜릿한 감격의 순간을 느끼게 한다. 그리고 나 자신의 낮아짐과 겸손을 체험하는 곳이다. 그곳들은 이미 내 마음의 성전이 되어 버렸다. 지난겨울 나의 둘째 아이와 함께 그곳에 방문했을 때도 그러했다. 그곳을 만나는 순간, 지금까지도 형용할 수 없을 만큼 가슴이 뭉클하게 박동 된다.

필자가 졸업 후 첫 번째 교정을 찾던 날이 생생한 기억으로 남아 있다. 그날, 대학 교정 앞에 다가서자 마치 버선발로 뛰어와 반기는 어머님의 품을 느꼈던 것이다. 몇몇 옛 은사님들을 생각하니 존경스러운 모습에 고개가 숙연해지며, 또 나 자신이 더 작아짐을 느꼈다. 특히, 필자의 학위논문 디펜스 하던 날, 그렇게 기뻐해 주시던 지도교수님, William G, Anderson 교수님의 환한 모습이 다시 한 번 더 느껴졌다. 사실 필자의 논문은 양적 연구와 질적 연구의 혼합한 연구였다. 그 당시 두 가지 연구의 형태를 혼합한 연구가 일반화되기 전이기 때문에 이것을 디펜스 하는데 무척 많은 질문을 소화해야 했다.

필자는 정년을 1달 앞두고 무슨 이야기를 써야 하나 무척 고민하다가 평소에 내가 느끼는 컬럼비아 대학의 경험을 생각해보았다. 지금, 나는 마치 그곳에 도착하여 맨해튼의 공기와 호흡하고 있는 것처럼 느껴진다. 지금도 옛날과 같이, 그곳 컬럼비아 교정에는 사랑하는 후배들이 각자의 미래를 향해 꿈을 꾸고 살아가는 모습을 상상하며 내 마음은 이미 그곳으로 달려가고 있었다.

내가 지금까지 살아오면서 학문에 대하여 부끄럽지 않고 바른 모습으로 살게 해 주셨던 컬럼비아대학교 Teachers College 여러 교수님들에게 늘 고마움과 자부심을 느낀다. 특히 첫 학기에 응용생리학(applied physiology) 수업시간에 한 젊은 교수가 Wellness에 개념을 구체적으로 소개할 때부터 Wellness에 대한 열정이 시작되었다. 그 후 필자는, 학위를 마치고 귀국 후 Wellness에 대한 강의와 전파를 지금까지 지속해 오고 있다. 이 책, Wellness Literacy(웰니스 리터러시)의 시작의 뿌리가 그곳, 컬럼비아에서 출발했다.

나는 지금 모교로부터 초청받은 느낌으로 이 글을 쓰고 있다. 마치, 그곳에 도착하여 뉴욕의 공기와 호흡을 하고 있는 것처럼 말이다. 뉴욕은 나의 제2의 고향과 같다. 그곳은 나의 삶의 여러 무게를 감당하며 살아온 발자국이 많은 곳이다. 그리고 나 자신이 마치 타임머신을 타고 그 시절로 되돌아가고 있는 느낌을 받으면서 말이다.

뉴욕은 나의 미래가 있고, 꿈과 소망이 존재하는 아름다운 곳이다. 그 희망들이 어떤 것이냐에 따라 아름다운 열매로 맺혀져 갈 수 있고, 또 아닐 수도 있다. 뉴욕은 나는 인생의 바닥을 체험했던 곳이기도 하지만, 나는 완전히 죽고 주님을 온전히 받아들인 곳이기도 하다. 그때부터 나의 인생의 길이 열리기 시작했다. 성경에 “누구든지 자기를 높이는 자는 낮아지고, 누구든지 자기를 낮추는 자는 높아지리라.(마태복음 23:12)”

꿈을 가진 자는 세상을 멀리 보며 자기 앞에 닥친 시련을 이겨내는 힘을 느낀다. 그리고 꿈은 희망을 만들어내며 집념과 함께 열정을 만들어 낸다. 집념은 꿈의 아들이요, 열정은 집념의 어머니다. 그 꿈이 보다 더 구체적이었을 때, 집념은 더욱 강인해지고, 또한 그것은 열정을 솟아오르도록 해준다. 꿈은 결코 우연히 얻어지는 것은 아니다. 어떻게 생각하고 행동하느냐에 따라서 삶의 방향이 확연하게 달라진다. 아무리 힘든 일도 간절한 생각을 가지고 차근차근 추진한다면 반드시 그 목표에 도달한다. 그러나 "나는 안 돼, 할 수 없어."라고 포기하는 사람은 정말로 아무것도 할 수 없다.

아주 오래전에 뉴욕을 방문했을 때 꿈이 집념을 만들어내고, 또 아름다운 열매가 된다는 것을 다시 한 번 깨달았던 기억이 있다. 뉴욕 어느 한 교회 집회에서 있었던 일이다. 네 손가락으로 아름다운 선율을 들려준 피아니스트 이희아 양의 간증을 듣고 무척 감동을 받았다. 이희아 양은 손가락이 양손에 2개씩, 네 손가락뿐인 채로 태어났다. 무릎 밑으로 두 다리도 없다. 선천성 사지기형 1급 장애인이다.

그녀는 마침내 네 손가락으로 하루에 10시간씩 피아노를 연습하며 장애를 극복한 '감동의 피아니스트'가 된 것이다. 그녀는 음악을 통해 장애와 편견을 딛고 일어선 인간 승리로 감동을 주는 피아니스트다. 그녀가 나에게 들려준 확실한 메시지는 무슨 일이든지 꿈을 가지고 한다면 희망은 있다. 이것이 바로 Wellness 철학이다.

인간은 유일하게 생각하면서 살아간다. 미래를 준비하여 오늘을 생각하는 사람들은 집념과 열정을 얻게 된다. 포기하지 않는 꿈은 반드시 이뤄진다. 꿈은 목표의식을 분명하게 만들어준다. 목표의식이 분명한 사람들은 성취동기도 높아 자신감을 높여준다. 특히 목표의식을 가진 젊은이들은 자기 존재에 대한 가치를 인식하며, 자기 미래에 대한 긍정적인 자신감에 차 있다.

반드시 건강하다는 강한 신념을 가지고 있다면, 다른 사람의 목표의식에 개의치 않는다. 이 모든 바탕에는 최상의 건강이 밑받침한다. 건강을 잃으면 꿈도, 열정도 다 무너지기 때문이다. 이 책을 읽는 모든 독자들에게 [Wellness]의 실천을 간절히 권면한다.

It is my pleasure!

미국 유학생활을 마치고 상기된 기분으로 뉴욕에서 서울행 비행기에 몸을 실었다. 이윽고 비행기가 태평양 상공을 날고 있을 무렵 10여 년의 미국 유학생활이 주마등처럼 지나가면서 내 머릿속에 세 사람이 영화의 한 장면처럼 떠 올랐다. 첫째 사람은 고속도로에서 만난 키가 큰 시골 아저씨였고, 두 번째 사람은 정년퇴임한 음악 선생님이었다. 그리고 마지막 세 번째 사람은 뉴욕 세인트 빈센트 병원에서 일하는 사회복지사였다.

1985년 섬머프로그램을 마칠 무렵 한국에서 출장온 두 분이 보스턴으로부터 내가 살고 있던 스프링필드에 도착했다. 그다음 날 한국에서 출장 온 귀한 손님 두 분을 태우고 스프링필드에서 커네티컷주의 뉴헤이븐 위치한 예일대학을 향해 이런저런 한국의 사정들을 이야기하면서 I-95 고속도로를 달리고 있었다. 출발지에서 약 1시간이 지날 무렵 내 자동차가 엔진이 꺼지면서 멈추어 섰다. 나는 순간 당황하여 도로 옆에 차를 세우고 자동차를 살펴보니 기름이 다 떨어진 것을 발견했다. 왜냐하면 그때 내차의 오일 게이지가 고장이 나 있었는데 사전 점검 없이 달렸기 때문이었다. 약 5분 정도가 지날 무렵 반트럭을 몰고 가던 키다리 아저씨 한 분이 자기의 차를 세우고 나에게 "May I help you?" 하면서 다가왔다. 전후 사정을 들은 그 키다리 신사분은 6마일 떨어진 주유소에서 휘발유통에 기름을 담아 다시 차가 서있는 그 장소까지 돌아왔다. 나는 그때 매우 감사하다는 말과 함께 20불을 건네주었더니 강력히 거절하면서 휘발유 요금 5불만 받았다. 차에 타고 있던 두 분의 한국분들이 실제 장면들을 보고 감탄을 연발하던 기억이 머릿속에 생생히 자리잡고 있다. 남이 어려운 처지에 놓여 있을 때, 마치 자기의 일처럼 바쁜 시간을 내어 헌신적으로 돕는 모습은 내가 지금 살아가는 동안 큰 귀감으로 남아있다.

두 번째 이야기의 주인공은 내 딸아이가 다섯 살 때 피아노를 가르쳐준 인자하게 생긴 할머니 이야기다. 그녀는 뉴욕시 퀸즈에 살고 있으며, 공립학교 음악선생을 퇴임한 분이였다.이 할머니가 일주일에 두 번의 레슨을 하고 받는 비용은 겨우 10불이었다. 그러니까 한 달에 40불 정도이다. 한 달이 지나면 우리 딸에게 도로 40불 정도의 학용품이나 필요한 선물을 하곤 하였다. 나는 그분이 늘 그럴 때마다 그렇게 하지 말라고 만류를 해도 그분은 언제나 인자한 모습으로 자기는 피아노를 배운 것에 늘 하나님께 감사를 느끼며 남을 위해 가르치는 것이 자기의 기쁨이라 생각한다고 말했고, 미스터 김은 학생 신분이 아니냐는 자상한 배려도 있었다. 어린아이들을 소중히 여기고 남을 크게 배려하는 그 모습이 아직도 우리 식구들의 가슴에 남아있다.

세 번째 이야기의 주인공은 뉴욕 한 병원에서 일하는 사회복지사이다. 90년 초에 둘째 아이 출산비용 관계로 고민하고 있던 차에 만난 이 사회복지사는 자기의 아이 출산처럼 꼼꼼하고 자세하게 이런저런 방법을 찾아 문제 해결에 큰 도움을 주었다. 미국의 사회복지제도를 통해 최대한 도움을 주고자 성심성의를 다하는 투철한 직업관에 감명을 받았다.

앞서 이야기한 이 세 사람들은 남의 일을 자기의 일처럼 더불어 하는 이타주의 정신과 타인이 어려운 처지에 놓여 있을 때 배려하려는 자세, 자기 일에 철저한 직업의식은 유학 시절에 배운 지식보다 훨씬 값진 교훈임을 가슴 깊이 깨달으며 그와 같은 사람이 되고자 다소나마 노력을 기울이고 싶은 마음이다.

성공적인 대학인의 삶

필자가 두 번에 걸쳐 학생지원처장직을 수행하면서 과연 어떤 학생이 성공적인 대학 생활을 마무리 할까?에 대해 관심이 많았다.

최근에 미국의 한 일간지에서 독자들에게 흥미를 불러일으키는 '백만장자의 정신'이란 책을 소개하였다. 토마스 스탠리라는 작가가 발간한 이 책은 경제적으로 성공한 미국의 백만장자들은 일반인들의 고정관념처럼 명문대 모범생 출신이었거나 배경 좋은 재벌 출신이 아니라는 결론을 맺고 있다. 그는 미국의 백만장자 1,300명을 조사한 내용을 바탕으로 다음과 같은 재미있는 이야기가 우리에게 큰 시사점을 던져주고 있다. 그가 연구한 백만장자의 평균적인 시험성적은 일류대에 입학할 수 있는 정도가 못됐고 지적인 재능을 타고나지도 못했다고 밝혔다.

그러나 백만장자들은 자신들의 능력에 부합되는 직업을 선택했

이 칼럼은 [어우리기]에 소개된 글이다.

으며, 탁월한 분석 재능은 없더라도 창조적이고 현실적인 감각이 우수하다는 공통점이 있다고 분석하였다. 그리고 한 가지 목표에 집중하며 면밀히 계산한 뒤 위험을 수용하는 자세가 있으며, 한 가지 목표가 정해진 뒤에는 평범한 보통 사람들보다 더 성실하다는 것도 백만장자들에게서 공통적으로 찾아볼 수 있는 특징으로 분석되었다. 스탠리의 연구대상이 된 백만장자들은 미국의 소득 상위 1% 이내에 드는 부유층들로 평균 재산은 920만 달러, 평균 연령은 54세이며 같은 배우자와 28년 간 결혼생활을 하고 있다고 밝혔다. 그들 가운데 거의 절반이 기업 소유주이거나 기업의 간부 임원들이었으며, 그들의 성공의 비결은 정직과 절약, 원만한 인간관계, 배우자의 내조, 근면 등을 강조하고 있다.

성공에 관련된 또 하나의 신문 기사를 소개하고자 한다. 며칠 전 LA 타임스에서 '명문대 간판보다는 학생의 열정이나 자신감이 성공의 열쇠'가 될 것이라고 보도했다. 앨런 크루거 프린스턴대 경제학 교수와 앤드루 W. 멜런 재단의 스테이시 버그 데일 연구원은 그들의 공동연구에서 '성적이 우수한 학생의 경우 중요한 것은 어느 학교냐가 아니라 학업에 대한 열정'이라고 주장했다. 이러한 열정이 성공의 열쇠라고 이야기하고 있다. 데일 연구원은 "중요하게 여겨지는 것은 개인의 야망이나 자신감"이라며 "성취욕이 가장 강한 학생은 출신교에 관계없이 인생을 잘 꾸려나갈 것"이라고 말했다.

우리들은 '성공'에 대한 이러한 이야기를 접하면 많은 관심을 가지게 된다. 누구나가 성공에 관심이 없는 사람들은 없을 것이다. 특히 상아탑에서 미래를 준비하는 대학생들이라면 누구나가 성공적인 삶에 대해 많은 관심과 또 그렇게 되기를 희망하고 있을 것이다. 그렇다면 과연 어떤 성공적인 요인들(factors)이 학생들의 장래에 풍요롭게 만드는 힘의 원천이 되는가? 앞서 이야기한 성공의 비결은 과연 정직과 절약, 인간관계, 내조, 근면 등이 성공의 열쇠일까? 대학인에게는 '열정, 자신감, 야망' 등이 성공의 비결일까?

이 세상 모든 사람들은 성공하기를 원한다. 실패하고 낙망에 살기를 원하는 사람은 아무도 없을 것이다. 필자가 여기서 말하는 성공이란 것은 구체적 잣대를 가지고 이야기하고자 하는 것은 아니다. 그렇다고 너무 세속적으로 생각할 수 있는 물질적인 측면에서의 성공만을 강조하고자 하는 것은 아니다. 물론 성공의 개념은 사람이 생각하는 잣대에 따라 다르게 해석할 수 있다. 나는 이 글에서 누구나가 공감할 수 있는 보편타당한 기준에서의 성공적인 삶에 대해서 초점을 맞추어 이야기하고자 한다.

필자가 대학 강단에서 오랫동안 경험하면서 관찰된 성공적인 대학생과 실패하는 대학생들의 모습을 이야기하고자 한다. 필자가 여기에서 이야기하는 모든 것은 본인이 느끼는 주관적인 직관력에 의한 것이다. 그러나 여기에서 이야기하는 주관적이라는 것은 본인이 많은 경험을 통해서 얻은 산물이라는 것을 강조하고 싶다. 이 지면을 통해서 이야기하는 성공적인 대학인의 자세와 실패하는 대학인의 자세에 대하여 경험담을 이야기하고자 하니 가벼운 마음에서 이 글을 대하기 바라며 대학생인 모두가 성공적인 모습으로 대학생활을 마치길 바라는 마음과 4년을 보내는 대학교에서 보람과 기쁨이 넘치기를 기원하는 마음에서 이 글을 쓰고자 한다.

첫째, 성공적인 대학생은 목표의식이 분명하다.

고등학교 다닐 때는 목표의식이 분명하지만, 대학에 입학하게 되면서 많은 학생들이 그 목표를 상실하게 된다. 목표의식과 학습의 동기 수준은 비례하는 것이다. 그리하여 많은 신입생들은 고교시절의 분명한 목표의식이 있었기 때문에 성공적으로 대학에 입학이 가능하였다. 그러나 많은 신입생 들은 목표 상실과 함께 학습에 대한 동기 수준도 떨어져 학업에 대한 관심보다는 동아리 같은 다른 활동에 더 많은 시간을 보낸다. 저학년 특히 신입생들의 수업시간에는 수업 분위기가 고학년에 비해 산만한 것도 이러한 이유가 있기 때문이다. 그리고 학사경고 율도 학년이 올라갈수록 작은 것도 목표의식과 관련이 있다.

목표가 분명한 학생들은 학업에 대한 열정도 대단하다. 리포트를 제 날짜에 반드시 제출하고 또 발표 순서가 되면 미리 준비하여 최선을 다하는 모습을 보인다. 그러나 목표의식이 없는 학생들은 결석, 지각 등을 자주 하며 학업에 별 흥미를 느끼지 못한다. 그리고 계획적인 스케줄에 의해 행동하는 것보다 즉흥적인 행동에 더 익숙해 있다. 이러한 사람들은 시험 때만 되면 벼락치기가 전공이고 좀 심한 학생들은 교실 벽이나 책상에 다른 사람이 식별하기 힘들 정도로 작은 글씨로 적어 놓아 시험에 대비하는데 더 열심히 시간을 보낸다.

목표의식을 가진 학생들은 자기 존재에 대한 가치를 인식하며, 자기 미래에 대한 긍정적인 자신감에 차 있다. 반드시 성공한다는 강한 신념을 가지고 있으며 다른 사람의 목표의식에 개의치 않는다. 그리고 시간 관리가 몸에 배어 있다. 이러한 학생들은 대부분 학과 선택에 만족하거나 그 선택한 학과가 적성에 맞고 또 장래 직업과 직접 관련이 있다고 믿는다. 불행히도 필자가 관찰한 이러한 학생의 수는 매우 제한적이고 소수에 불과하다. 그러나 필자가 경험한 몇몇 선진국의 학생들을 살펴보면 다수의 학생들은 이 부류에 속한다. 그들은 대부분 기숙사에서 일주일 내내 학과 수업에 최선을 다하며 시험기간 중 컨닝 같은 것은 찾아볼 수 없다.

둘째, 성공적인 대학생은 남의 의견을 존중한다.

성공적인 대학생들은 남의 의사를 존중하는 태도를 지니고 있다. 다른 사람의 입장을 잘 헤아릴 줄 알며, 다른 사람이 발표 할 때 경청하는 자세 또한 너무 진지하다. 이러한 학생들은 노래방에 가면 쉽게 구별된다. 노래방에서 다른 사람이 노래를 부를 때 같이 흥을 내어 동참하며 상대방의 노래가 끝나면 열렬히 박수를 보낸다. 그러나 이러한 태도가 없는 학생들은 매우 이기적인 면이 자주 노출된다. 예를 들어 노래방에서 상대편이 노래를 부르고 있을 때 별로 흥미를 보이지 않는다. 다만 자기가 부를 노래의 목록 번호 찾기에 열중이다.

남의 의견을 존중하는 학생들은 학과 행사에 주도적으로 참여한다. 그러한 모임에서 다른 사람의 의견을 잘 경청하며, 타인의 입장을 이해하려고 노력한다. 그리고 이러한 학생들은 아무리 가벼운 약속이라도 철저히 지키려고 노력한다.

그러나 이기적인 학생들은 행사 참여에 대해 소극적이거나 불참하는 경향이 많다. 또 그 이유를 물으면 핑계가 많다. 또 심한 경우 자기 일이 잘못되어갈 때 남들을 나쁜 사람이라고 몰아세우는 경향이 있다. 학교에서 일이 잘못되면 학교 탓으로 돌리는 경향이 있다. 필자가 경험한 이러한 이기적인 학생들은 졸업 후 학교를 방문하는 예는 별로 없다.

셋째, 성공적인 대학생은 긍정적 사고와 자긍심을 가지고 있다.

성공적인 학생들은 항상 긍정적 사고와 자긍심을 가지고 있다. 우리는 자기 자신이 그린 마음속의 자화상에 지배당하고 있다. 자기가 마음속에 긍정을 심어놓으면 좋은 열매가 있지만, 그 반대로 부정적 생각이 마음을 지배한다면 그 결과는 뻔하다. 따라서 우리들의 사고는 우리들의 운명을 결정하는 잠재의식이라는 것을 잊어서는 안 된다.

하와이에서 열린 PGA 투어에서 우승한 폴 에이징어(Paul Azinger)의 이야기는 한편의 인간승리의 드라마였다. 1993년 에이징어는 누구도 흉내 내지 못하던 최고의 골프선수였다. 그는 3개 대회를 석권하며 정상의 자리에 올랐다. 그러나 그해 연말에 운동선수로서는 사형선고나 다름없는 악성림프종이라 불리는 '암' 선고를 받았다. 에이징어에게 그때부터 어렵고 험한 암 투병생활이 시작되었다. 이겨내기 힘든 독한 약물 투여로 몸은 죽어가고 있는 나무처럼 생기를 잃어가고 있었다.

항암 투약으로 인하여 머리카락도 모두 빠졌다. 그러나 에이징어의 골프에 대한 집념은 식을 줄을 몰랐다. 그는 그러한 큰 와병 중에도 '멋진 드라이버샷'을 날리는 자신의 모습을 그리며 병마와 싸워나갔다. 결국 이런 긍정적인 사고가 암세포를 물리쳤다. 그는 기적적으로 건강을 회복하고 6년 만에 우승컵을 안았다. 그가 우승컵을 치켜든 장면은 그를 아는 모든 이들에게 기쁨과 감동을 주는 잊을 수 없는 장면이었다.

폴 에이징어의 인간승리는 결코 우연히 얻어지는 것은 아니다. 그는 '불가능'과 '포기'라는 말을 사용하지 않았으며, 자신이 하고 있는 일에 열정과 병마에 대한 긍정적 사고가 그를 새롭게 만들어냈다. 인생에 한 번쯤 쓴맛을 본 사람들은 많이 있다. 그러나 이러한 쓴맛을 경험할 때 보통 사람들은 좌절하거나 포기하는 경우가 많이 있다. 따라서 성공하는 사람들은 두 개의 단어를 사양한다. 그것은 '불가능'과 '포기'란 단어이다.

긍정적인 사고를 가진 사람들은 자긍심도 높다. 그리고 성공은 지능지수와 관계가 없다. 이러한 학생들은 학업성적이 우수한 편이며 매사에 성실한 태도를 지니고 있다. 그러나 부정적인 태도를 가지고 있는 사람들은 사실에 대한 부정적 논리가 강한 편이다. 그리고 매사에 감사함보다는 불평을 늘어놓는 것이 특징이다. 이러한 학생들은 자신이 믿는 것에 대한 고집과 타인이나 사회에 대한 어두운 면만을 자주 강조하여 비판하는 경향이 농후한 편이다. 그리고 사고의 경험이 풍부하지 못한 편이며 자기의 주장과 같지 않은 사람들을 잘 이해하지 못하는 것이 특징이다. 이러한 사고가 습관이 되면 그 습관의 희생자이면서 자기 자신이 만든 수많은 제약의 포로가 된다. 필자가 경험한 학생들 중에서 이러한 편협한 사고로 인해 졸업 후에도 그 피해를 보는 사람들을 종종 보아왔다.

넷째, 성공적인 대학생은 절대 성공만 기대한다.

성공하고자 하는 사람은 반드시 그 기회가 오면 잘 포착한다. 그리고 성공하고자 하는 사람들에게는 성공을 향한 강한 소망이 있다. 이러한 성향을 가진 학생들은 현 상태에 만족하지 않고 더 높이 성취하려고 생각한다. 성공하고 싶다고 생각하지 않는 사람이 성공한 예는 없다. 이들에게는 미래에 대한 꿈이 있고 이러한 꿈은 미래에 다가오는 성공의 씨앗이다. 성공에 대해 준비된 자만이 성공을 쟁취할 수 있다.

성공한 인물은 자기 자신에 대해 무엇인가 독특한 욕구를 가지고 있으며 그것은 강한 신념을 만든다. 이러한 학생들은 고교 시절의 성적 따위는 문제 삼지 않으며, 현재의 일류・이류 대학이라는 등급에 열등감이 없으며, 어떠한 환경에서도 위축되지 않는다. 왜냐하면 그들에게는 미래에 대한 확신이 있기 때문이다.

그러나 성공에 대한 비전이 없거나 낮은 사람들은 어려운 일이 생기면 그것을 피하기만 할 뿐 정면으로 승부하기를 두려워 한다. 그리고 성공에 대한 확신을 가지지 못하고 있다. 이러한 학생들은 실패를 미리 예상하며 두려워하는 경향이 있다. 또한 성실하지 못한 생활습관이 있으며 정보 수집에 관심이 없는 편이다.

다섯째, 성공적인 대학생은 실패의 탓을 자신에게 돌린다.

성공적인 태도를 지닌 학생들을 살펴보면 학교생활에서 성적이

나왔을 때 그 원인을 자기 자신의 탓으로 돌리는 경향이 있다. 그들은 문제 중심을 자기중심으로 먼저 생각하고 그 실패의 탓을 철저히 분석하여 다음에 이러한 실패가 없도록 최선을 다한다.

세계의 유명인 중에는 인생의 쓴맛을 경험한 사람들이 많이 있다. '천재는 1%의 영감과 99%의 땀'이라는 명언을 남긴 발명왕 토마스 에디슨도 그 사람 중에 한 사람이다. 그는 수많은 좌절의 경험을 통하여 무려 1,300여 건의 발명 특허를 기록하였다. 우리들에게 친숙한 농구천재 마이클 조던은 고등학교 때 후보 선수로 전전하다가 결국 팀에서 쫓겨났지만, 결국 그는 세계적으로 유명한 선수가 되었다.

그러나 성공적인 태도가 없는 학생들의 태도는 실패의 탓을 외부로 돌리는 경향이 있다. 우리나라 속담에 '잘되면 자기 탓, 잘못되면 조상 탓'이라는 말이 있다. 예를 들면 나쁜 성적을 받았을 때의 반응은 자기중심으로 생각하기보다는 외부의 원인으로 돌리는 경향이 있다. 이러한 학생들은 대체로 그러한 사고가 습관적으로 고착된 경우가 많으며, 결단력이 부족하고 매사에 불성실한 편이다.

여섯째, 성공적인 대학생은 I.Q에 의존하기보다는 노력에 의존한다.

머리가 좋은 학생들은 노력에 소홀하기 쉽다. 노력에 의존하는 학생들은 결단력이 강하고 한번 계획한 일은 절대 변경하는 일이 없으며 매우 정직하고 솔직한 편이다. 이러한 학생들은 타인의 충고에 대해 감사하게 생각하며 잘못된 점들을 고치려고 노력하는 태도를 보인다. 필자가 학생들을 지도하다 보면 노력하는 타입을 더 선호하는 경향이 있다. 머리에 의존하는 사람들은 타인의 충고를 무시하는 경향이 있으며 겸양한 자세보다 교만한 태도가 노출된다.

필자가 지도한 한 학생을 여기에 소개하자면 그 학생은 입학 당시 예비 후보의 끝번으로 입학하여 첫 번째 학기말 시험에서 2등을 했다. 그 학생은 다른 학생들이 미팅이나 대동제(봄 축제)에 관심을 보이며 마음을 빼앗겨 있을 때 그는 조용히 마음을 다스리고 도서관에서 12시가 넘어서 집에 돌아가는 것을 종종 보았다. 그 학생은 자신감을 얻어서 줄 곳 상위권에 머물면서 마침내 ROTC 장교가 되어 일선에서 훌륭한 장교의 역할을 다하고 있다는 소식을 들었다.

이런 학생들의 특징은 조그마한 일에 소홀히 하는 일이 없다. 하나의 리포트나 학과 수업에도 최선을 다하고 진지한 자세를 지니고 있다. 그들은 조그마한 리포트를 통하여 최선을 다해 얻어진 작은 성취감을 많이 경험한 것이 특징이다. 일본의 어떤 야구팀은 선수들을 선발할 때 그 선수가 과거의 경험 중 성취감을 많이 경험한 선수를 선발하는 것을 그 팀의 특징으로 삼는다. 그들은 지금의 능력보다는 잠재능력에 더 관심이 많다. 따라서 꾸준히 노력하는 학생들은 그 작은 노력을 통하여 성취감이 쌓여나가고 그 성취감이 성공 에너지로 바꾸어 주게 된다.

일곱째, 성공적인 대학생은 우선순위에 따라 행동한다.

많은 대학생들이 학생으로서 우선순위를 잘 구별 못하는 경우가 종종 있다. 여러분은 학생으로서 가장 우선순위가 무엇이라고 생각하는가? 동아리 활동이 학과 수업보다는 우선순위처럼 행동하는 학생들은 그 학과 수업에 흥미가 없다. 자기가 속해 있는 학과에 잘 적응을 못하는 경향이 있으며, 그 학과 선택에 긍지 혹은 사랑하는 마음이 없다.

성공적인 태도를 가진 학생들은 학과 수업을 가장 우선순위에 둔다. 그 학과 수업에 대단한 열정을 보이며 리포트를 받으면 숙제를 위한 숙제가 아닌 그 리포트에 참 의미를 느낀다. 이러한 학생들은 장래에 대한 계획이 분명하며 자신감에 차있다. 이런 타입의 학생들을 만나면 즐겁다. 왜냐하면 그들에게 희망의 향기가 있기 때문이다.

미국의 시카고 대학 심리학 교수인 미하이 칙센트미하이 교수가 쓴 책 몰입의 즐거움(Finding Flaw)라는 책은 많은 사람들에게 감명을 주고 있는 책이다. 이 책에서 그는 아무리 하잘것없는 일을 하고 있더라도 목적성이 분명하고 자신이 하는 일에 몰입을 할 때 삶의 질이 달라진다는 것을 말하고 있다. 어떤 일에 몰입을 할 때는 느낌과 지식이 합쳐지기 때문에 엄청난 에너지가 나타나게 된다는 것이다.

성공적인 학생들은 자기들이 하고 있는 일에 가치를 느끼며 몰입한다. 이러한 학생들은 의무감이 아니라 즐거운 자세로 학업에 임한다. 이들에게는 지각이나 결석은 특별한 일이 있는 경우 외에는 없다. 그리고 학생으로서 가진 본분을 다하는 자들은 자기가 하는 일에 늘 보람과 기쁨을 느끼며 생활한다.

결론적으로 말하자면, 이 세상 사람들은 성공하기를 갈망한다. 성공은 부모가 만들어 주는 것도 아니고 대학이 만들어 주는 것은 결코 아니다. 어떻게 생각하고 행동하느냐에 따라 삶의 방향이 확연히 달라진다. 아무리 힘든 일도 긍정적인 생각을 가지고 차근차근 추진하면 반드시 그 목표에 도달한다. 그러나 "나는 안 돼, 할 수 없어."라고 포기하는 사람은 아무것도 할 수 없다. 대학생활도 마찬가지다. 어떻게 생각하느냐에 따라 여러분들의 미래가 달라진다. 필자는 이 글을 읽는 학생들 모두가 지금까지 보여주었던 여러 가지 모순된 점들을 수정하기를 원한다. 그리고 사고체계를 새롭게 세워 지금까지의 자신이 만든 모습과는 다른 새로운 미래를 향해 나아가길 진심으로 기원하면서 이 글을 맺고자 한다.

변해야 생존한다.

현대 사회의 특징은 변화이다. 변화의 속도는 점점 빨라지고 있다. 이제 4차 산업혁명사회를 눈앞에 두고 있다. 변화의 속도에 따라잡지 못하면 생존하기가 어렵다.

이 나라가 온통 경제문제로 차가운 겨울을 맞고 있다. 급기야 환율이 급등하고 대기업들이 감원을 시도하고 또, 실업률이 급상승하고 있다. 우리의 경제도 이제는 우리의 손으로 해결 못하여 결국 IMF에 손을 뻗치고 말았다. 따라서 지난 짧은 3개월 동안 우리는 빠른 변화의 속도를 경험했다. 이러한 변화는 우리가 직접 피부로 경험한다. 지난 12월에는 우리나라 정부 수립 후 50년 만에 정권이 교체한 경험을 했다. 또한, IMF 파동, 화의, CP, M&A, MR, 모라토리엄, 구조조정 등 우리들 일상생활에 익숙하지 못했던 언어들을 접해야만 했다.

이글은 1997년도 우리나라가 IMF시절에 [어우러기]에 쓴 글이다.

일찍이 많은 미래학자들이 현대의 특징을 변화라고 예측했다. 그러나 우리 정부는 이러한 변화가 현실로 다가오는 것에 대한 대처능력이 너무나 미흡하고 안일했다는데 것이 대부분 학자들의 지적이다. 이제 우리는 이러한 변화를 바르게 수용하고 물거품 같은 과거로부터 하루빨리 벗어나야 보다 더 나은 미래가 약속될 것이라 믿는다.

어느 경제 전문가는 90년 초 90년대 우리나라 전반적인 위기 구조에 대해 소상하게 언급한 것이 아직도 이 필자의 머릿속에 맴돌고 있다. 그는 정확히 오늘날의 한국 사회는 경제뿐 아니라 정치, 윤리, 기술, 인간관계 등 모든 분야에서 고르게 침하해가고 있다고 기고하였다. 이 경제학자가 분석한 우리나라 경제를 지금부터 8년 전에 정확히 예견했다. 그러나 그 학자가 분석한 그 말에 귀를 기울인 사람은 아무도 없었다는 것이 이 필자의 마음을 더 서글프게 만들었다. 이 기사를 본 것은 필자가 미국에서 유학 중이었으며, 그 기사 내용을 지금도 보관하고 있기 때문에 더욱 더 아쉽게 생각하는 부분이다. 따라서 오늘날 우리 사회가 겪고 있는 병리 현상은 땀 흘리지 않고, 수고도 없이 생긴 부동산, 증권 등 투기와 사회에 만연된 부정비리로 쉽게 거금을 벌 수 있어 돈에 대한 가치 상실증에서 기인되었다고 생각된다.

21세기로 다가서면서 국제 정치 및 경제 구조는 전통적 이데올로기 방식과는 아주 다르게 변화되어가고 있다. 오늘날 다수의 국가들이 기업주의, 자유시장 경제체제, 보호주의, 사회주의 계획경제 등 여러 가지 다양한 노선을 선택하고 있다. 또한 이제는 정보의 밀도가 높아져 중앙집권적 계획경제를 펼치기가 극히 어려워져 권력의 구조가 점점 하부구조로 이양되어가고 있다. 냉전 시대의 이데올로기 중심의 정치 경제 구조가 붕괴되고 있다. 탈냉전 시대의 세계 구조는 문화의 정체성을 확인하는 문화와 문화 사이에 새로운 갈등과 충돌이 일어나고 있다. 예를 들면, 세계 도처에서 일어나고 있는 여러 가지 문제들은 이러한 문화적 갈등에서 기인되고 있다. 따라서 이러한 세계질서 속에 문화적 갈등이 경제적 안정이나 국제 질서에도 지대한 영향을 미치고 있다.

미래학자들은 새로운 기술혁명이 정치, 경제, 사회의 온갖 위계질서를 파괴한다고 예견했다. 지난날 전통적 지배계급은 일정한 정보를 통제함으로써 자신들의 권력 지배를 유지하였지만, 이제는 다양하고 복잡한 수많은 정보들을 특정 집단만이 통제할 수 없게 되었다. 전자매체 발달과 함께 일어난 정보혁명은 중앙집권화된 권력구조를 하향하는 분권화된 정치제도 혹은 권력구조로 변화하고 있다. 이러한 전통적 질서의 붕괴와 함께 새로운 시대에 요구되고 있는 것은 혼란이나 무질서가 아니라 더불어 살아가는 자치 공동체 의식이 심화되리라고 예견된다.

이러한 국내외적인 큰 변화는 지속적으로 진행되고 있다. 이 변화는 우리에게 무엇을 말하고 있으며, 또한 어떻게 큰 변화를 수용해야 하는가? 우선 이러한 변화를 수용하겠다는 마음의 태도부터 바꾸어야 한다고 본다. 전통적 사고의 틀을 바꾸고 신사고적 태도를 취해야 한다. 여기서 말하는 신사고적 태도란 세계의 흐름을 폭넓은 시각으로 수용하는 자세를 의미한다. 과거처럼 이데올로기의 논쟁이나 이기적이고 수직적 사고의 틀 속에서 특정한 계층만이 공유하는 지배적 논리가 아닌 "더불어 함께하는" 수평적 논리의 새로운 정신세계를 의미한다. 자기만이 살아남기 위한 이기주의 발상 등은 새롭게 변화하는 질서를 파괴하는 중요한 요소가 되며, 이 시대가 요구하는 정신과는 거리가 먼 것이다.

이러한 더불어 살아가는 정신 속에는 반드시 신뢰라는 믿음이 선행되어야 그 사회는 건강하다고 볼 수 있다. 신뢰는 사회체제나 조직체제를 유지하는데 중요한 윤활제이다. 신뢰는 다른 사람의 말을 의심 없이 진실 그대로를 받아들일 때를 말한다. 이러한 신뢰는 그 조직의 구성원 모두가 잠재 에너지를 극대화해 종국에 가서는 그 조직의 창의적 능력이나 생산성이 우수하게 나타난다. 과거처럼 만연되었던 하나의 불신 풍조는 사회의 질서를 파괴한다는 경험을 맛보았다. 따라서 우리 대학도 신뢰라는 기본 바탕에서 다시 출발하여야 한다.

대학 4년이라는 기간은 우리 젊은이들에게 매우 귀중한 시간들이다. 대학생활이란 4년 동안 축적했던 여러 가지 지식이나 경험들이 그들의 인생에 있어서 큰 획을 긋는 계기인 동시에 성공적인 삶이냐 실패적인 삶이냐를 판가름하는 중요한 선택의 계기가 된다. 이제 우리 대학인들은 다가오는 21세기의 큰 변화 앞에 새로운 마음가짐과 발상 전환이 필요하다. 대학인의 한 사람 한 사람의 땀이 미래의 사회를 보다 더 건강하게 만드는 초석이 된다는 것을 잊어서는 안 된다. 우리 스스로가 올바른 선택을 위해서 변해야 한다.

이러한 거대한 변화를 수용해야 한다. 하루가 다르게 돌아가는 세계질서 속에서 생존하려면 변화를 수용하는 자세가 필요하다. 21세기의 우뚝 서는 세종대학이라는 공동 목표를 향해 총 매진할 때라고 본다. 과거처럼 사회개혁에 관심보다는 지식 축적에 힘을 기울여 미래를 위해 땀을 흘려야 한다. 전 근대적인 대학문화는 21세기에는 용납되지 않는다. 캠퍼스에서의 음주행위라던가 수업을 방해하는 행위 등은 이제 없어져야 한다. 우리 세종인 구성 모두가 신뢰라는 공동체 의식을 가지고 우리들의 미래를 향해 꾸준히 노력해야 할 때라 본다. 신뢰는 발전의 원동력이기 때문이다. 6.25 잿더미 속에서 발버둥 쳐 온 우리 민족이 보릿고개를 지나 허리띠를 졸라매고, 무더운 사막의 중동에서 피와 땀의 대가를 헛되게 해서는 안 된다고 생각한다.

난, 주님이 기뻐하는 자인가?

이글은 필자가 2007년 안식년을 이용하여 컬럼비아대학교 방문교수를 마치고 쓴 글이다. 이 기간에 필자는 예일대학 근처에 있는 뉴헤이븐 한인교회에서 니카라과에 1주일 동안 단기선교 활동에 참가했다.

니카라과 선교지에서 문득, 이런 생각을 해 보았다. 진짜, 내가 하나님을 사랑한다면, 나는 어떤 모습으로 살아가야 할까? 나는 죽고 예수님이 내 안에 주인 노릇해야 되겠지... 그렇게 예수님 닮기를 실천해 보려고 노력 할 때마다 난, 실패하고 말았다. 이 문제로 나는 많이 고민해 보고 또 우울증까지 경험했다. 우울증은 여자만 오는 것이 아니라 50대 남성들에게도 찾아온다는 것을 새삼 실감했다. 그런데 어느 날 주님의 은혜로 마음 비우기, 내려놓기가 시작되었다. 노력하려는 욕심까지도 내려놓은 다음에야 조그마한 깨우침이 생겨났다. 이것은 내 노력으로 되지 않는구나 하는 것을 알게 되었다.

그 교회에서 발행하는 2008년 봄호 [믿음의 터]에 소개한 글이다.

성경의 구약을 읽다가 문득, 참 그리스도인이란 어떤 모습일까에 대해 묵상하여 보았다. 성경 많이 읽고 기도 많이 하는 사람일까? 아니면 봉사 많이 하는 선하고 착한 사람일까? 자꾸만 의문이 생겨났다. 장자권을 사기 친 야곱이나 자기 부하의 여인을 취한 부도덕한 다윗에게 왜 하나님의 사랑과 은혜가 지속적으로 임했을까? 다윗이나 야곱에게는 하나님을 향한 마음의 중심이 남달랐을까?

하지만 난, 주님을 의식하기 보다는 늘 주변과 세상을 살피며 살아왔다. 이 세상에서 길들어진 가치나 규범에 충실하려고 노력했으며, 나의 바벨탑 쌓기에만 열을 올리며 살아왔다. 세상일에서 성취되는 것들이 주님의 축복이라고만 착각하며, 내가복음 1장 1절을 즐기며 살아온 셈이다. 지금까지 순한 양이 아니라 염소처럼 살아왔다는 점이다. 아니 쭉정이 인생처럼 살아왔다는 표현이 더 솔직한 표현이다. 난, 솔직히 야곱이나 다윗처럼 주님이 내 중심에 서 있지는 않았다. 세상에서 얻어진 모든 것들을 십자가 앞에 다 내려놓아야 비로소 주님을 향한 진정한 마음인 것은 아닌지? 내려놓는다는 것이 말처럼 그리 쉬운 것은 아니다.

귀국하는 비행기 속에서 문득, 창밖을 내다보며 잠시 하늘나라에 대해 생각해 보았다. 의자를 뒤로 밀치고 지그시 눈을 감았다. 죽음 후의 나는 어떻게 될까? "Who am I?" 비행기가 상공에 더 가까이 이르자, 영문도 없이 두 눈에서 눈물이 하염없이 줄줄 흐르고 있었다. 사랑하는 가족과 헤어짐에서 일까? 아니면, 주님 심판대 앞에서 선 자신의 부끄러운 모습을 상상해서일까? 승무원이 다가와 무엇을 마시겠냐고 하면서 빤히 내 두 눈을 응시하고 있었다. 솔직히 창피한 생각이 들었지만, 그 승무원의 청에 그저 “No, Thank You”라고 하고 눈을 감아 버렸다. 나의 지나 온 과거가 영화의 장면처럼 지나가고 있었다. 내 마음 속에서, 소년, 청소년, 청년기, 유학생활, 지금의 교직생활 등이 너무 생생하게 지나가고 있었다. 잘한 모습보다는 부끄러운 장면들이 더 많이 지나가고 있었다. 아! 나는 곤고한 자로다.

난, 대통령 취임식에서 문득, 대통령께서 “섬기는 자세로 국정에 임하겠습니다.”라는 취임사를 들으면서 이런 생각에 잠긴 적이 있다. 이 “섬긴다”라는 자세는 어떤 의미를 포함하고 있을까? 타인을 위해 섬긴다는 의미는 “영웅(hero)”이라는 의미와 유사하다. 스타와 영웅의 차이점은 스타는 자기가 좋아하는 분야에 모든 열정을 다해 자기 자신을 쏟아 얻어진 결과라면, 영웅이란 자신을 위해서라기보다는 타인들의 유익을 위해 열정을 쏟는 사람들을 영웅이라 부른다. 영웅은 스타가 될 수 있지만, 스타는 스타로 끝나는 경우가 많다. 스타의 수명은 눈에 보이는 안개와 같이 매우 짧지만, 히어로의 수명은 매우 길다. 하지만 예수님 같은 히어로는 이천년 전이나 앞으로도 영원하다.

지금까지 번 대부분의 자신의 돈을 다른 사람들의 유익을 위해 헌신하는 빌 게이츠나 워런 버핏, 그리고 또 소외된 자들을 위해 자신을 내어준 테레사 수녀나 슈바이쳐 박사 등을 가리켜 스타라고 부르기 보다는 히어로가 더 친숙하게 다가온다. 왜냐면 자신의 유익보다도 타인들의 유익을 위해 살아 온 분들이기 때문이다. 그렇다면, 난, 작은 영웅이 될 수 없을까?

예수님은 우리 인류의 슈퍼 영웅이다. 골고다 언덕의 십자가 사건의 예수님은 우리들의 생명을 구원하기 위해 자기를 희생하셨기에 진정한 영웅이시다. 이것이 '섬기는 자세'의 거울이자 표상이다. 이런 것들이 주님이 말씀하시는 "마음이 가난한 자, 애통하는 자, 온유한 자, 의에 주리고 목마른 자, 마음이 청결한 자, 화평케 하는 자"의 모습이 아닐까? 그러한 자만이 천국백성이 되지 않을까? 하지만 난, 내 이웃을 위해 무엇을 했으며 또 어떻게 하고 있는가? 난, 작은 영웅도 아니고 주님 앞에 졸장부에 불과한 인생을 살아왔다. 무늬만 교인이었고, 나의 유익만을 위해 동분서주했고, 내 안에는 주님은 없고 나의 의만 살아서 춤을 추었다.

한해를 마무리하면서 문득, 세상 중심에서부터 하나님 중심으로 옮겨가고 싶은 소망을 가지고 기도하고 싶었다. 새해, 난 어떤 모습으로 거듭 태어날까? 마음을 새롭게 정리하며 또 다시 다짐해 본다. 나의 유익보다 주님이 주신 사랑을 내 이웃을 위해 실천하고, 또 섬기는 자세로 인생을 살아갈 수 있을까? 하나님을 기쁘게 하는 자가 되기를 소원해 본다. 주님이 주신 또 하나의 손으로 다른 이들을 위해 헌신하는 자세로 임하고 싶은 것이 주님을 향한 진정한 나의 소원이다. 이글을 읽는 모든 분들께 주님의 은혜가 강물처럼 넘치길 기원한다.

새해 주님께 드리는 기도

사랑의 주님
지난해도 주님이 주신 모든 사랑과 은혜에
감사와 찬송과 존귀 그리고 영광을 올립니다.
새해에는
마음이 가난하고 애통하고,
온유하고, 청결한 자가 되게
복을 내려주옵소서.
힘을 가져도
오만한자가 되지 않게 하옵시고,
학식이나 무엇을 가졌을 지라도
자랑하는 마음을 내려놓게 하옵시고,
그 대신 겸손한 마음이 풍성하게 하옵소서.
다른 사람들보다 열등하다고 해서
비굴해지지 않게 하옵시고,
지나간 성공에 대해 빨리 잊게
은혜 내려 주옵소서.
주님을 향한 마음
처음이나 지금이나 흔들리지 않게
하옵시고, 날이 더해 갈수록
더 깊어지는 마음이 되게 하옵소서.
탐욕으로부터
해방되게 하옵시고
늘 빈 마음으로 십자가만 향하게 하옵소서.
주님이 주신 모든 것들을
열린 마음으로 충성하게 하옵시고,
내 이웃을 사랑으로 돌보게 하시옵고,
감사함으로 주님의 영광만 드러나게 하옵소서.

내려놓음은, 또 하나의 채움의 길이다

사람들은 이 길을 "세상에서 가장 아름다운 명상의 길"이라고 부른다. 지구촌 많은 도보 여행자들의 로망이 되어버린 길이다. 이 길이 바로 스페인 산티아고 800킬로의 순례길이다. 도보 여행자의 버킷리스트에 올라있는 이 길은 영화와 다큐로도 많이 만들어졌고, 인터넷에 체험한 글이나 사진과 동영상이 헤아릴 수 없이 많이 올라와 있다. 왜 수 많은 사람들이 이 길 걷기를 열망할까? 콘크리트 빌딩 숲 속에서, 답답함에서 도피하고 싶은 본능의 몸부림에서 일까?

이 길은 프랑스 국경 생장피트포르(Saint Jean Pied de port)에서 출발하여 산티아고 콤포스텔라(Santiago de Compostela)를 향하는 800킬로의 멀고 긴 길이다. 인간이 만든 문명의 이기에 의존하지 않고, 오직 두 발로 걸어야 한다. 동쪽에서 서쪽 땅 끝까지 한 방향으로 향하는 아름답지만, 인생의 희로애락이 공존하는 인내의 길이다. 전 세계에서 매년 10만 명이 넘는 사람들이 이 길을 걷는다. 산티아고 가는 길은 사색의 길이며, 순례자들의 삶과 깨달음이 녹아 있는 길이다. 자신이 누구인지, 왜 살아가는지를 찾는 자기 정체성을 발견하는 길이기도 한다.

산티아고 출발 전날 밤.... 두려움 반, 설렘 반으로 잠 못 이루는 긴 밤을 지새웠다. 이른 새벽에 사랑하는 아내와 작별인사를 하고, 인천공항을 떠나 긴 시간이 지난 후에야 프랑스 드골 공항이 시야로 들어왔다. 공항에서 전철을 타고 파리시 한 작은 호텔에서 짐을 풀고 곧장 에펠타워(Tour Eiffel)를 찾았다. 33년 전의 파리의 추억을 되찾기 위해서다.

에펠타워 계단을 통해 최고의 전망대까지 올라 동서남북의 시내를 내려다보았다. 미라보 다리와 센 강(la Seine)이 먼저 나를 반기는 듯했다. 개선문과 저 멀리 보이는 몽마르트르(Montmartre) 언덕이 그대로 있었다. 택시를 타고 몽마르트르 언덕에 도착하여 성당 앞 계단에서 시내를 내려다보았다. 오래 전의 추억이 다가온다. 당시 파리에서 가장 나를 놀라게 한 사실은, 그곳 지하철이 동서남북으로 거미줄을 치고 있었다는 것이다. 참고로 그 당시 우리나라 지하철은 겨우 1호선만 있었기 때문이다.

짧은 파리 일정을 보낸 다음 날 아침 10시에 파리 몽파르나스(Montparnasse) 역에서 TGV타고 4시간 40분이 지나서야 바이욘 역에 도착했다. 다시 버스를 타고 40분정도 지나서 산티아고 순례 출발지인 생장피에드포르에 도착했다.

오후 5시가 약간 넘어 도착한 생장피에드포르에는 전 세계에서 온 수많은 순례자들이 순례자등록사무소로 몰려왔다. 긴 줄이 형성되어 있는 사이에서 서로 눈인사를 나누었다. 그 사무소에서 드디어 순례자를 상징하는 조개껍질 한 개와 순례자여권(크레덴시알)을 발급받았다. 숙소 가까운 곳에서 저녁 식사를 마치고 알베르게(숙소: Albergue)에 돌아와 첫 밤을 청했다.

인생에서 잊을 수 없는 밤이 시작되었다. 또 다시 설렘 반 두려움 반의 긴 밤이다. 내일 순례자 길에서 가장 험난한 산 피레네 산맥을 넘어야 한다는 두려움과, 산티아고 목적지에 서 있는 성공한 모습을 상상하는 설렘이 교차되었지만, 해발 952미터라는 중압감이 이 설렘마저 누르고 말았다. 그렇게 시작한 밤은 온전한 밤이 아니었다. 비몽사몽간에 보낸 너무 지루했던 밤이 정확한 그날 밤의 나의 잠자리 모습이었다. 순례의 첫걸음을 알리는 새벽이 찾아 왔다. 찌푸린 날씨가 발걸음을 무겁게 만들었다.

첫 번째 교훈을 피레네 산에서 얻다.

피레네 산줄기에서 내려 온 새벽 공기가 신선하다. 한참을 걷다가 뒤를 돌아보았다. 첫발을 내디딘 '생장피트포르'의 마을 풍경이 점점 더 멀어지고 있었다. 출발지에서 약 3킬로가 지날 무렵 엄청난 경사길이 나타났다. 4킬로까지는 나의 몸으로 감당했지만, 경사가 가파른 곳에서는 마음이 몸과 하나가 되어야 가능했다. 역시 몸은 하나다.

이슬비 같은 것이 시간이 지날수록 빗줄기로 변한다. 비를 피하기 위해 오리손 산장에서 커피와 빵 한 조각을 먹고 나니, 빗줄기가 더 거칠어져 판초를 입었다. 다시 산길로 오르니 산 고도가 높아질수록 빗줄기가 더 강해진다. 또 비와 우박이 뒤섞기여 내린다. 길을 따라 가고 있는데 앞을 구별하기가 무척 어렵다.

전방에 펼쳐지는 가파른 피레네 산이 나의 시야에서 가깝게 느껴질수록 에너지는 점점 고갈되는 느낌이다. 그나마 시야로 들어오는 아름다운 자연의 모습이 작은 위안을 준다. 드디어 긴 자신과의 싸움을 끝내고, 4월의 잔설이 녹아 있는 피레네 정상이 희미하게 다가와 있었다.

비를 맞으면서도 다른 사람들보다 더 일찍 다음 목적지에 도착해야지 하는 욕심이 생겼다. 전날 주변인들로부터 일찍 숙소에 도착하면 많은 이득이 생긴다는 이야기에 현혹되어 경쟁심을 불러왔다. 이러한 욕심이 잉태하여 화를 불러 왔다. 피레네 산맥 나폴레옹 루트로 가야 하는데, 그만 혼자서 길을 잃고 말았다. 약 2시간 동안 앞만 보고 혼자서 열심히 걸었던 결과가 나타났다.

이때 우박비와 가랑비가 한꺼번에 휘몰아치고 있었다. 나는 세찬 바람을 뚫고 산언덕까지 정신없이 올랐다. 이때에 스페인 국경방향에서는 눈이 내렸다. 아주 짧은 시간 동안 다채로운 날씨를 경험했다. 아, '산이 높을수록 화창한 날씨는 아주 짧다.'란 것을 터득했다. 이 세상의 이치도 마찬가지다. 높이 올라갈수록 행복한 시간은 짧다. 그리고 난, 다른 사람들보다 먼저 도착하려는 눈앞의 이기심 때문에 바로 뒤에 닥칠 화를 알지 못한 어리석은 존재가 되어 버린다.

아무도 없는 산길에서 혼자만 비와 우박 같은 것을 맞으면서 헤매고 있었다. 오직 목적지만 생각하고 앞만 보고 올라갔는데, 목적지는 나타나지 않고 산길만 나타나고 있었다. 날씨도 어두워지고 두려움이 엄습할 무렵 스페인 국경 넘어 트럭 한 대가 안개 속으로 천천히 다가오고 있었다. 나는 그 트럭 앞 도로에서 양 손으로 간절한 마음과 함께 도움을 요청했다.

결국 난, 그 프랑스 농부의 도움으로 다시 길을 찾았다. 다른 사람들보다 빨리 출발했지만, 오후 6시가 넘어 첫 숙소인 론세스바예스(Roncesvalles)에 도착했다. 다른 사람들보다 더 빨리 도착해야 더 좋은 자리를 마련한다는 것에 너무 집착한 것이 화를 낳았다. 그 대가를 톡톡히 치루고 말았다.

피레네 산을 넘고 나서

가슴에 벅찬 감격이
마음 깊숙한 곳에서 솟았다.
산티아고 긴 여정 앞에
하나의 큰 에너지가 꿈틀된다.

짧은 힘씀을 통해
귀한 것을 얻었네.

돈으로 살수 없는 아주 귀한 보물
누구나가 경험 못하는 내면의 감격과 눈물
산모퉁이에서 기쁨과 귀한 성취감을 만났다.

다음 날, 새벽에 일어나 출발 준비를 하고 길을 나섰다. 동이 틀 무렵에 독일에서 온 70세가량의 노인과 동행하게 되였다. 슐츠 크리스토프라는 독일 노인은 무려 10번째 이 순례길을 걷고 있다고 한다. 난, 그 이유가 궁금했다. 그는 "이 길이 있기 때문이라고만 했다." 그는 나를 말끄러미 쳐다보면서 "길을 걷다가 그 이유를 알게 될 것이다."라고 했다. 슐츠 노인과 함께 주비리까지 걸어오면서 서로의 궁금증에 대한 이야기로 꽃을 피웠다. 난, 이곳에서 알베르게 옆 침대에 있던 미국에서 온 제임스 목사도 만나게 되었다.

그 다음 도착지는 팜플로나(Pamplona)다. 인구 20만 정도의 큰 도시다. 3일 만에 만난 큰 도시풍경이 나를 설레게 만들었다. 매년 7월이면 이곳에서 San Fermín의 축제로 황소달리기가 유명한 곳이다. 또 이곳은 헤밍웨이의 장편소설 "태양은 다시 떠오른다."(The Sun Also Rises, 1926)에 나오는 '나바라'주의 수도다. 필자는 이곳에서 생일을 맞았다. 제임스 목사, 독일 노인, 그리고 한국인 2명과 함께 포도주로 작은 생일 파티를 가졌다.

순례자들의 상이 있는 페르돈 언덕에서 두 번째 교훈을 얻다.

간밤 소박한 생일파티를 뒤로하고 무거운 발걸음으로 용서의 언덕(Alto del Perdom)이라고 불리는 페르돈 언덕으로 향했다. 페르돈 언덕을 넘으려면 가파른 산길을 만난다. 가파른 산길능선이 발걸음을 지루하게 만든다. 페르돈 고갯마루가 시야에 가깝게 들어 올 무렵 또 새로운 힘이 생겨났다. 조금만 힘을 내면 인터넷에서 보았던 페르돈 고갯마루의 순례자를 상징하는 조형물들이 놓여있다.

페르돈 언덕에서 멀리 보이는 산과 산 사이의 능선을 보며 문득 지나온 일들이 생각났다. 용서의 언덕에서 말이다. 용서의 의미가 무엇일까? 난, 용서해야 할 일이 많은가 아니면 용서 받아야 할 일이 더 많은가? 이런 저런 생각으로 이곳이 나에겐 '반성의 언덕', '회계의 언덕'이 되고 말았다.

이런저런 생각으로 걷던 '페르돈 고갯마루'에서 몸은 좀 더 쉬자 하고, 마음은 다음 목적지를 향했다. 몸과 마음이 한곳에서 싸움이 시작된다. 시간은 서서히 지나가는데 마음의 초조함이 찾아온다. 내려가는 길은 경사가 심하여 신장이 큰 필자에게는 힘들게 느껴졌다. 난, 허리를 많이 구부려야하기 때문에 더 힘들게 내려와야 했다.

제임스 목사의 경우, 이 고개를 넘는 것도 빠르고 내려가는 길도 거침이 없어 보였다. 필자보다 8살 더 많은 은퇴한 미국 목사인데 체구는 작지만 산타기 능력은 나보다 더 훌륭했다. 이곳에 오기 위해 10개월 동안 체력을 준비했다고 한다. 준비 기간 중 자신의 체중을 무려 8kg을 감량했다고 자랑했다. 준비란 모든 계획을 실천하는데 매우 중요하다. 이 순례길은 준비한 만큼 즐기게 된다.

준비 없이 대충 출발한 사람들은 모두 중도 포기해 버린다. 순례자 통계에 의하면, 약 80%로 정도의 사람들이 중간에 포기해 버린다고 한다. 인생살이도 마찬가지다. 어떤 목표를 달성하기 위해서는 준비과정 또한 매우 중요하다. 준비 없이 얻어지는 명예나 돈은 축복의 통로가 되기보다는 파멸의 길잡이 역할을 한다.

이날은 유난히도 노인들보다 더 빨리 일어나 출발했다. Bodegas Irache 와인 공장을 만나기 위해서다. 와인을 공짜로 마시는 곳이다. 이곳은 새벽에 발견하기가 어려운 곳이다. 그러나 마을의 이곳저곳에 화살표가 있다. 필자는 이곳에서 또 와인에 대한 탐욕이 찾아왔다. 작은 페드병 두병에 와인을 가득 채워 배낭에 메고 즐거운 마음으로 걷기 시작했다. 약 2시간을 걷기 시작한 후 "욕심이 화를 불어

왔다"는 사실을 직감했다. 어제까지 말끔했던 두 어깨가 통증을 느끼기 시작했다. 두 페트병에 가득담은 포도주와 물과 협력하여 갈 길을 더 고통스럽게 만들었다. 걷다가 인내하기가 어려워 지나가던 바에서 커피를 마시면서 그 집 주인에게 한 병을 건네어 주었다. 한결 가벼운 마음이다.

나헤라(Najera)에서 마음먹기를 실천하다.

푸엔떼라 레이나를 거쳐 에스테야 로스아르코스를 지나서야 나헤라에 도착했다. 8일 째를 맞는 날이었다. 한 걸음 한 걸음 마다 땀방울이 되어 샘솟는다. 여기까지 주로 혼자서 걷거나 또는 미국 제임스 목사, 독일 노인, 네덜란드에서 온 노인들과 이야기 하면서 왔다. 이 사람들은 모두 8살에서 14살이 많은 분들이다. 그들의 공통점은 나 보다 더 열정적이고 더 잘 걷는 사람들이다. 독일에서 온 노인은 74세인데 산을 나보다 더 잘 탄다. 그리고 맥주도 더 잘 마시고 또 좋아한다. 독일의사 출신인데 이 길을 무척 즐기는 것 같다.

난 노인들과 대화를 하면서, 사람은 '마음먹기'에 따라 삶의 형태가 달라진다는 사실을 깨닫기 시작했다. 그리고 나 자신과의 약속을 했다. 저 노인들처럼 건강하게, 더 열정적으로 살아가야겠다는 마음의 강한 다짐을 하니 새 힘이 쏟는다. 사람은 '마음먹기'에 따라 인생이 달라진다. 나는 '노인이다'라고 생각하면 정말 노인이 된다.

필자가 보기에 세 사람은 노인들이다. 하지만 지금 나보다 더 체력이 좋다. 더 빠르고, 더 많이 마시고, 더 열정적이다. 체면문화에 갇혀서 살다보면 그 문화에서 만들어진 노인이 된다. 오늘부터 난 노인이 아니라, 성숙한 한 인간으로 살아가고 싶다.

스페인은 태양이 매우 강하다. 마을마다 플라타너스 나무가 많다. 이 나무들은 강력한 태양을 피할 곳이 된다. 또, 마을마다 초리소가(Chorizo)가 있다. 초리소는 소금에 절임 음식이라서 무척 짜다. 이 음식은 땀을 많이 흘리는 사람들에게 몸에 이로운 음식이다. 땀을 많이 흘리는 농부들에게 소금섭취보다 초리소가 더 이롭다. 스페인들의 지혜가 담겨 있는 음식이다.

순례길은 항상 동쪽에서 출발하기 때문에 늘 자신의 그림자를 발견한다. 아침엔 긴 그림자 이지만 시간이 지날수록 자신의 그림자가 점점 작아진다. 자기 그림자를 열심히 따라가면 노란 화살표를 쉽게 발견한다. 가끔 걷다가 무의식적으로 노란 화살표를 잊고 걷게 되는 경우도 생긴다. 이때 길을 잃는다. 다시 화살표를 찾아 돌아와야 한다. 누구나가 이러한 커고 작은 시행착오를 경험한다. 하지만 당황하지 말기를 바란다. 차분히 생각하면 다시 길이 보인다.

두발에 운명 걸고 걷는 길은 고행의 길이다. 땀으로 걷는 그 길은 낮아지는 길이다. 긴 도보의 여행은 비움의 미학이다. 마음을 비워야 하고, 내려놓음을 실천해야 끝이 보인다. 자신이 감당 할 수 있는 무게만으로 걸어야하기 때문에 배낭에 귀한 물건이라도 내려놓아야 편하게 걸을 수 있다. 배낭의 무게는 반드시 자신이 걷는 동안 감당할 수 있는 무게만 유지해야 한다. 삶의 보따리도 동일하다.

나헤라(Najera)까지 오면서 외국인들로부터 가장 많이 받은 질문은 "왜 한국인들이 이곳에 많이 오느냐?"라는 것이었다. 필자는 인터넷에 흔하게 표현하는 "자신을 찾기 위해"라고 말한다. 질문에 쉽게 답하지만, 이는 필자 스스로에게 요구하고 있는 질문이기도 했다. 사실 유럽사람, 미국, 캐나다 다음으로 한국인들이 많이 걷는다고 한다. 왜 그럴까? 걷다가 그 답을 찾으려 했지만, 시원한 답을 찾지 못하고 계속 걷고 있었다. 나는 누구일까?

로그로노(Logrono)를 빠져나와 한 참 지나오면 커다란 저수지를 지나 포도밭을 만난다. 이곳을 지나 산토 도밍고에서 그곳의 전설을 듣고 하루 밤을 보낸다. 이어 또 다른 전설을 향해 걷는다. 길을 따라 가노라면 크고 작은 마을들을 만난다. 곳곳에 민박 숙소도 있고 호텔 같은 숙소도 있어, 머물고 싶은 유혹이 한 구석에서 요동친다. 그러나 아니다. 길을 따라 가고자 하는 도전적 욕심이 더 강하게 나를 두드린다. 산토 도밍고 델 라 칼사다(St. Domingo de la Calzada)에서 비야프랑카 몬테스 데 오카(Villafranca Montes De Oca)로 도전하여 무사히 성공했다. 기진맥진하여 도착한 알베르게의 근처 바에서 저녁을 해결 한 후 일찍 잠에 떨어졌다.

스치는 바람이
흐르는 땀을 날려주고,
맑은 하늘이 나를 환영한다.

새털구름 친구삼아
오늘도 걷는다

그림자 향해
분주히 움직이는 사람, 순례자들,
긴 통로에 오고 가는 너와 난,
모두 자연이 된다

한 걸음 한 걸음이
시가 되고, 역사가 된다
지구촌 곳곳에서 모여든 사람들,
그림자 보다 더 낮아진다

추적추적 비가 내린다
바람도 점점 세게 다가온다
비와 바람과 친구 되어 함께 걷는다
시작된 걸음은 멈추어지지 않는다

끝이 없는 긴 여정
언덕이 길고, 또 무겁다
몸에 남았던 모든 걸 쏟아 놓는다
거대한 산 아래서 피조물의 한계를 실감 한다

그림자가 길어지면
피곤함이 더해온다
4월의 햇살 속에 “내가 왜...?”
또, 회색 무지개가 찾아온다.
......

다음 날 새벽이 되니 신기하게도 새로운 몸으로 일어났다. 피곤하고 지친 몸이 아니라 새롭게 생기 있는 몸으로 말이다. 순례길 동안 이러한 체험은 누구나 할 것이다. 아마 숙면리듬을 자연에 맞추었기 때문일 것이다. 누구나 이 길을 걸으면 잠만 잘 자도 몸이 치유되는 것을 경험하게 된다. 잠자는 동안에 각종 화학적 물질들이 충분히 균형을 맞추어 준다. 알베르게는 저녁 9시에 소등이 시작된다.

또, 순례길에 두 번째 큰 도시를 만난 곳이 불고스(Burgos)다. 불고스는 스페인의 유명한 관광지 중에 하나다. 이곳은 대도시이지만, 또한 소매치기를 조심해야 한다. 이곳은 스페인에서 두 번째 큰 성당이 있다. 대성당 옆으로 지나면 바로 먹자골목이 보인다. 순례자들이 삼삼오오 모여 맥주나 와인으로 목을 축인다. 그리고 이곳에서 중도하차 하는 사람들을 많이 본다. 대부분 중도하차하는 사람들은 충분한 준비가 되지 못한 것이 가장 큰 이유이다.

순례길을 시작한지 열흘 정도 지나니 두 가지 자연스러움이 생겼다. 하나는 인사말이고, 두 번째는 길 가에서 만나는 사람은 누구든지 참 반갑다는 것이다. 이 길에서는 많은 사람들을 만나게 된다. 만날 때마다 자연스럽게 "부엔 카미노"라고 인사를 한다. 부엔 카미노(buen camino)란 '좋은 길'이라는 뜻이다. 처음엔 이 인사가 매우 필자에게 어색했지만, 지금은 매우 자연스럽다. 이 뜻을 풀이 하자면, '부디 좋은 길이 되세요.'이다. 이와 같이 나보다 상대를 더 배려하는 이타적인 행동이 참으로 자연스럽게 이루어진다. "나 보다 당신이 행복하세요."라고 들린다. 그동안 땀 흘림의 수고가 나를 더 겸손하게 만들었을까?" 아니면 혼자 걷는 시간이 많아서 인간이 그리워서 일까? 암튼 나는 점점 인간이 되어가고 있었다.

순례길은 마을마다 크고 작은 종소리가 들린다. 시간을 알리는 종소리지만 필자에게는 평화를 알리는 종소리처럼 들린다. 거대한 밀밭길을 지나서 작은 마을에서 커피와 함께 빵 한 조각을 시켰다. 이 작은 마을에서 작은 카페의 주인과 딸을 통해 인간의 향기를 느꼈다. 필자의 어릴 때 고향마을 아낙네들의 미소를 이곳에서 발견했다. 지금의 필자의 고향은 도시화로 변해 그 향기가 사라져 버렸다. 이곳 스페인 작은 마을을 지나면서 그 향기를 새삼 느꼈다. 물론 스페인의 대도시는 이러한 순전한 향기는 없다.

이 길을 걷기 위해서 물은 아침에 반드시 챙겨야 한다. 물은 이 길에서 생명이다. 이 길은 평지가 이어지는 지루한 길이다. 물을 사는 곳도 찾기 힘든 곳이다. 걷고 걸어도 큰 변화가 나타나지 않는 길이다. 몇 군데 알베르게를 거친다. 레온을 향한 아름다운 도시 사아군을 뒤로 하고 평탄한 긴 길을 걷다보면 세 번째 큰 도시인 레온(Leon)을 만난다.

순례길에 만나는 세 번째 큰 도시중의 하나인 레온은 로마인에 의해 세워진 도시다. 건축가 가우디가 설계한 카사 데 보티네스(Casa de Botines)라는 건축물을 감상한다. 또한 레온 성당과 더불어 산마르코 광장은 꽤나 유명한 곳이다. 레온까지 줄곧 제임스 목사와 동행하고, 두 다른 노인들은 지나가다 함께 하곤 했다. 이곳에서 그동안 정이 들었던 제임스 목사와 헤어져야 했다. 그는 사리아에서 자신의 부인과 장남, 그리고 큰사위와 '100킬로 코스 순례길'을 함께하기 위해 레온에서 3일 정도 체류하여 일정을 맞추고자 하였다. 우리는 저녁을 함께하고, 그 다음 날 새벽에 제임스 목사와 헤어졌다. 우리는 약간 울먹이면서 서로 "Have a nice trip".... "You too..." 로~

레온시내를 빠져 나오는 길이 매우 복잡하다. 노란 화살표시와 길 가운데 조개모양의 방향 표시판을 발견하기가 어렵다. 아직 새벽이기 때문이다. 그리고 차도 옆을 지나는 길이 길어 지루함이 느껴졌다. 아침이 밝아 올 무렵에 작은 바에서 아침식사를 하고 진한 커피를 마셨다. 늘 아침에 제임스 목사와 함께 했는데, 좀 쓸쓸하게 느껴졌다.

레온을 떠난 지 약 8시간이 지나 긴 다리를 건너 작은 마을을 지나는데 갑자기 눈물이 났다. 제임스 목사가 그리워진다. 조용한 마을 어귀에서 알베르게를 찾으려고 어슬렁거리며 걷고 있었는데, 어디서 무척 반가운 목소리로 “Hi Kim”이라는 소리가 들렸다. 마이클을 다시 만났다. 마이클은 라헤라에서 만난 미국에서 온 40대 초반의 해병대 출신 사업가다. 다리를 절룩거리며 나를 반갑게 처다 본다. 마이클은 자신의 발바닥에 물집이 발전해서 고통을 느끼고 있었다. 아주 인심이 후한 민박집에서 마이클과 부다페스트에서 온 청년과 함께 보냈다. 필자도 한국 해병이고 이 친구는 미국 해병이라서인지 그날 밤은 더 친숙하게 느껴졌다.

그리고 마이클은 다음날, 택시를 불러 다른 도시 병원에서 치료해야 한다며 헤어졌다. 마이클과 해병대식으로 거수 인사를 나누고 보니 또, 혼자가 되었다. 마이클의 눈빛이 나를 마치 자신의 친형처럼 느끼게 했다. 난 걸으면서 그 이유에 대해 해석이 가능했다.

오르비고(Orbigo) 산장에는 민간 알베르게가 많다. 산장 옆에 숙소를 정하고 계곡의 정취를 감상했다. 그 곳에서 독일에서 온 노인(75세)을 다시 만났다. 그는 여전히 건강한 모습으로 맥주를 마시고 있었다.

놀라운 사실은 이 분이 나보다 빨리 이곳에 도착한 사실이다. 혹시 버스를 이용했느냐고 슬쩍 농담 삼아 물어 보았지만, 노인은 자신의 두 다리만 가리킨다. 다시 독일 노인과 아침을 같이 하고 출발했다.

순례길 최고봉 1,505미터에서 철 십자가를 만났다. 비도 오고 바람도 세차게 불었다. 높은 산은 평온한 날이 없나 보다. 순례자들은 철 십자가 앞에 자신의 고국에서 가지고 온 물건을 놓고 간다. 난, 운동화 끈 하나를 철탑기둥에 매고 한참 동안 비를 맞으며 감사 기도를 했다.

철십자가 정점을 찍고 긴 하산길을 지루하게 걸어야 한다. 이곳에서는 내려가는 길의 경사가 심하기 때문에 조심해야 한다. 독일 노인과 앞서거니 하면서 걷고 있었는데, 산의 중턱에서 독일 신사 한분을 만났다. 그분은 독일 퀼른대학 총장직을 사직한 후 이 길을 걷는다고 소개했다. 독일 퀼른대학은 체육학으로 유명한 대학이다. 필자도 그곳에 두 차례 방문한 일이 있어, 그 총장과의 대화가 좀 길어졌다. 그 사이에 독일 노인은 나보다 한참을 앞서 갔다. 중간에 알베르게가 많아 어느 숙소에 있는지 연락이 되지 않아 그 노인과 또 헤어지고 말았다. 독일 노인은 항상 자기 페이스로 움직인다.

갈라시아 지방으로 진입하는 마지막 힘든 코스인 오세이브로(OCebreiro)를 넘어야 한다. 마지막 힘든 코스를 좀 무리하게 하루 40킬로 이상 걷기 시작했다. 뽄페라다를 거쳐서 비야 프랑가 오세브레이로까지는 '마지막 힘든 도전'이라는 희망을 스스로에게 불어넣으며 새 힘을 세워 나갔다.

드디어 몇일이 지나서 1,300고지의 오세이브로 향하고 있었다.

이 고지는 순례길 중 마지막으로 높은 고지에 있는 알베르게이다. 이 관문을 지나갈 무렵 또 세찬 바람과 비가 쏟아졌다. 기진맥진하여 그곳에 겨우 도착하여 숙소에서 빨래를 한 후, 식당으로 가서 포도주 한잔과 함께 저녁을 먹었다. 흔히 순례자들이 피곤할 때 시키는 필그림 메뉴다.

식사 중 덴마크에서 온 한 신사분이 벌떡 일어나 각자 자기소개를 하자는 제안을 하여, 돌아가면서 개개인들이 소개하기도 했다. 이 분은 전직 덴마크 검사장이다. 나중에 이 덴마크 전직 검사와 이야기할 기회가 있었다. "당신은 리타이어 하면 자동적으로 변호사가 되지 않느냐"고 묻자, 그는 갑자기 식탁을 치면서 일어나 "여러분 방금 한국에서 온 친구가 좋은 질문을 했습니다. 우리나라는 판사나 검사로 은퇴하면 변호사를 못합니다. 연금으로 살아가지요"라는 이야기를 했다. 전관예우가 있는 우리나라를 볼 때 신선함으로 다가왔다.

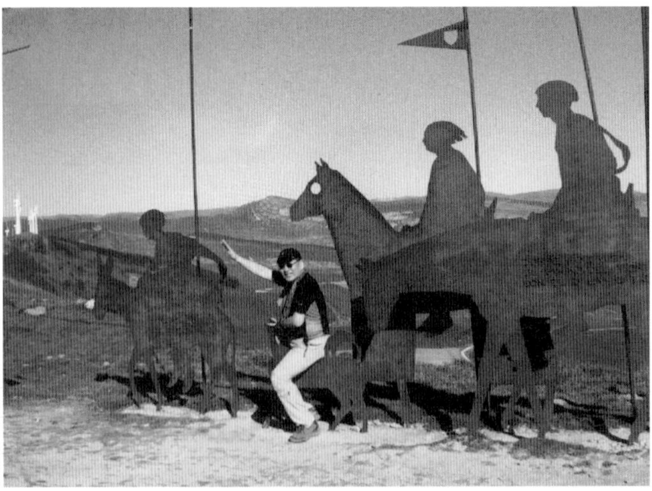

또,

하루의 마감은 또,
다른 내일을 준비하게 하고

새롭게 다가온 새벽은 또,
신발 끈을 조여 매게 한다

어제의 추억과 기억은 또,
가슴에 묻어두고

집착과 애착을 내려놓고 또,
먼 길을 향해 걷는다

마을을 지나 숲속 길을 지나면 또,
강열한 태양이 어려움을 재촉하고

산모퉁이를 지날 무렵 또,
평생 잊지 못할 추억을 생각하며
소리 없이 눈물이 쏟아진다

알베르게가 시야에 들어오면 또,
감격과 은혜의 폭풍이 밀려오고

산과 들 마을을 지나면서 또,
주님을 향한 감사함이 풍성해지고

이 짧은 여정은 끝이 아니라 또,
다른 시작임을 예고한다.

오세이브로에서 지난밤 순례자들과 재미있게 보낸 추억을 뒤로 하고 새벽부터 분주했다. 다음 목적지인 사리아까지 목표를 삼았기 때문이다. 이곳에서 사리아까지 약 45킬로에서 50킬로의 거리다. 지금까지 3번 정도를 50킬로 정도를 걸었던 경험이 있어 마음에 큰 부담은 없었다. 사리아에 도착하면 산티아고까지는 100킬로를 남겨 놓는다.

산을 내려오는 길이 경사가 매우 심하기 때문에 지루하고 힘들다. 사리에에 대한 100킬로가 남은 “희망”이, 지루하고 힘든 하산길에서 마음이 가벼워지고 있었다. 다행이 비가 그쳤다. 나는 중간에 바에서 미국에서 온 음악을 전공하는 교수를 만나 함께 식사를 한 후 그와 음악 이야기를 나누기도 하고, 헨델의 메시아, “할렐루야”를 함께 부르며 동행하자, 걷기가 한결 즐거워졌다. 이 교수는 한국인들이 왜 이렇게 많이 이곳에 오느냐를 물었다. 이 동일한 질문은 외국인에게 단골 질문이었다.

드디어 사리아(Sarria)에 도착했다. 숙소를 정하고 다음 일정을 위해 작은 카페에서 와인을 한 모금 할 무렵, 오세이브로에서 만난 덴마크 은퇴 검사장이 카페문을 들어서고 있었다. 난, 다른 사람들보다 점점 체력이 향상되는 것을 느끼고, 많이 걷는 것에 좀 우쭐한 기분이 다소 있었다. 그런데 이 덴마크 검사장이 이곳까지 온 것이다. “어떻게 여기까지 왔느냐?”고 물었다. 순간 난, 그를 다시 만난 반가움보다는 경쟁심을 느꼈다. 그는 조금 전에 도착했다고 했다. 이 노인은 나를 다시 놀라게 했다. 아직까지 내 마음 속에 자리했던 노인이라는 선입견에 새로운 신호등이 켜졌다.

사리아에 도착하니 산티아고에 다 온 기분이다. 크고 작은 산들을 넘고 또 작은 마을들을 지나서 좀 더 많이 나가고 싶은 욕심이 생겼다. 포도마린이라는 아름다운 곳에서 쉬어가야 하는데, 또 욕심이 생긴다. 결국 걷다가 후회하고 말았다. 작은 마을에서 휴가차 온 이태리 현직 검사 두 명과 함께 같은 숙소에서 보냈다. 이 두 젊은이들은 사리아에서 출발한 100킬로 단기 순례자들이다. 이날 저녁 식사를 같이 하면서 한 젊은 이태리에서 온 검사가 느닷없이 "김교수님이 생각하는 정의가 무엇인가요?"라고 다소 무거운 질문으로 이어졌다. 이날 이 젊은 검사가 술기운에 여러 이야기를 종합해 보면, 정의에 대한 신념을 가지고 검사가 되었는데, "이태리의 현실은 마피아의 권력 때문에 참 정의는 죽었다."라는 골자였다. 마피아 세력의 시녀가 되느냐? 아니면 정의로운 검사가 되느냐? 그 답을 구하기 위해 단기 휴가차 이곳에 온 것 같다. 두 젊은 검사들에게 호연지기(浩然之氣)가 있어 보여 흐뭇하기도 하였지만, 다른 한편으로 참 정의란 입장에서 보면 이태리 정부의 마피아와 거래라는 현실은 어둡게 느껴졌다.

그 다음 아침 일찍 출발하여 로마시대에 세운 건축물을 감상하고 발걸음을 전진하기 시작하여 뿔뽀로 유명한 곳에 도착했다. 뿔뽀는 스페인어로 삶은 문어다. 막걸리 잔 같은 투박한 잔으로 마시는 백포도주의 맛은 일품이다. 이 맛은 걷는 동안에 내내 잊을 수 없는 맛이었다.

문어를 먹은 덕분인지 그 다음 날은 50킬로 정도를 걷고 나니 바로 산티아고가 코 앞에 있었다. 26일째 되는 날이다. 너무 아쉬워 하루를 이 알베르게에서 보내고 내일 출발하기로 했다. 드디어 산티아고 목적지에 도착했다.

필자는 27일 만에 산티아고에 입성했다. 보통 사람들은 32일 혹은 34일 일정이다. 5일 정도 단축한 것은 그나마 체력이 회복되고 건강이 뒷받침 되었다는 것으로 여겨져 무척 감사함을 느낀다. "마음먹기"가 시작된 모양이다. 필자는 지금까지 두 번에 걸친 순례길을 안전하게 허락하시 주님께 감사함을 느낀다.

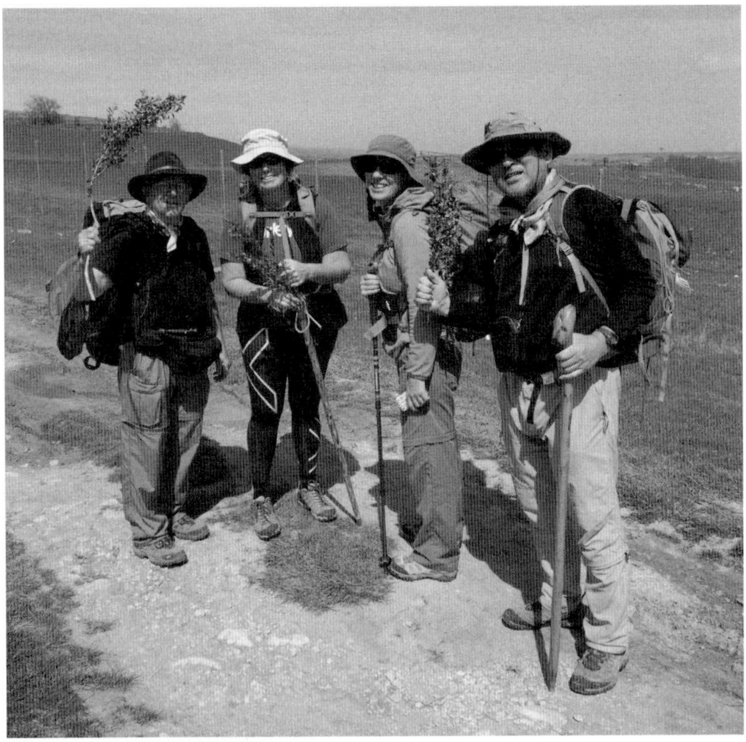

The Way

This road is open to anyone
white man, black, or yellow
Anyone can walk "The Way"
whether rich, poor or sick
The road is open to anybody
sincere, lazy or even those with special needs.
The road is open to any person
looking for a blessing
Those who walk without stopping
will feel the grace of God
like snows descending upon them .
During the walk to Santiago,
as you reach your goals,
you will dance and sense the mercy
and patience of God.
Far beyond the mountains across
the rivers and bridges, the villages,
the fields, and the roads
towards Santiago.
Where the sky and the earth meet
Finally, you will find the love of GOD.

***Jesus said that, I am "The Way", The truth, the life, no man comes unto The Father by me(John, 14:6). He that comes to me shall not walk in darkness, but I shall have "The light of life(John 8:12).

정년퇴임을 앞두고....

필자는 이제 귀국한 후 한 대학에 머문 지 벌써 26년이 된다. 그리고 얼마 후면, 리타이어교수가 된다. 무엇이 교수의 역할인지 조금 알아가고 재미를 느낄 쯤, 이 정든 곳을 떠나야 하는 시간이 찾아왔다. 그동안 무엇을 생각하고 26년 세월을 이곳에서 보냈는가? 주마등처럼 지나가는 여러 기억 중 한 가지 아쉬운 점이 남는다. 좀 더 학생들을 위해 헌신하지 못한 것이 무척 아쉽다. 항상 그들을 향해 축복해 주고 싶다.

나는 공교롭게도 두 번에 걸쳐서 학생처장직을 경험했다. 매 학기가 되면 신입생을 모아 전체 오리엔테이션을 한다. 신입생을 접할 때 마다 가슴이 뭉클했다. 제1부 행사를 진행하면서 신입생들의 열정어린 눈망울과 자신감에 차 있는 모습들이 사회를 맡은 나를 압도시켰기 때문이다. 필자는 늘 학생들에게 이와 같은 말을 했다. "여러분들이 선택한 이 대학교에서 가장 보람 있고, 또 가치 있는 삶을 영위하기 바란다." 그리고 "모두가 성공적인 대학인"이 되라고 주문을 한다.

성공적인 대학인들의 자세는 과연 무엇인가? 성공적인 대학인들의 태도는 한마디로 말하자면 자기가 선택한 일에 최선을 다하는 자세다. 최선을 다하는 행동에는 진실과 노력하는 땀이 존재한다. 그 땀방울은 가치를 품고 커간다. 그리고 이러한 행동들은 건강한 자신감에 기인된다. 미국의 사상가 랠프 에머슨은 "자신감은 성공의 최고 비결이다. 불만은 자신감의 결핍이고 의지의 박약이다"라고 강조했다.

대학 4년이라는 기간은 젊은 청년들에게 매우 귀중한 시간이다. 대학생활이란 4년 동안 축적했던 여러 가지 지식이나 경험들이 그들의 인생에 있어서 큰 획을 긋는 계기가 된다. 또한 성공적인 삶이냐 실패적인 삶이냐를 판가름하는 중요한 선택의 계기가 된다.

사회학자 커밍 웍(Cumming Walk)은 "현대인으로서 어떻게 하면 성공적으로 살아갈 수 있을까?"에 대하여 다음과 같이 네 가지를 제시한다. 첫째, 지능이 있어야 한다. 복잡한 현대사회를 살아가려면 머리회전이 빨라야 한다. 둘째로, 지식이 있어야 한다. 현대사회의 많은 정보들을 수용하고 활용하려면 많은 지식이 축척 되어야 한다. 셋째는 이러한 축적된 지식들을 응용할 수 있는 기술이 있어야 한다. 마지막으로 주장하는 것은 태도다. 현대인으로 살아가는데 이 태도(attitude)는 성공의 약 93%를 좌우한다. 다시 말하자면 성공의 비결은 93%가 자세, 즉 마음가짐에 있다고 주장한다. 그러므로 인생의 불행과 행복은 우리들 각자가 만들어낸다고 하겠다. 어떠한 자세로 여러분들이 대학 4년을 보내느냐가 매우 중요하다. 여기서 강조하는 것은 양적인 4년이 아니라 질적인 4년을 의미한다.

Andrew Matthews 라는 저자가 쓴 책 중에서 'Being Happy'라는 제목이 있다. 이 책은 주로 행복하게 살아가는 방법을 말해주고 있다. 사람들이 지닌 사고의 습관에는 두 가지 유형 즉, 부정적인 사고와 긍정적인 사고의 틀이 존재한다. 어떠한 상황에서도 긍정적으로 사고하는 습관을 가지고 행복을 찾는 사람이 있는가 하면 부정적으로만 보고 스스로 불행해지는 사람들이 있다. 이왕이면 젊은이들에게 당부하고 싶은 말은 미래가 불확실하게 다가올지라도 더 긍정적인 자세로 받아들이길 소망해 본다.

탈무드에 이런 말이 있다. "다른 사람과 비교해서 훌륭하다는 사람은 진정 훌륭한 사람이라고 말할 수 없다." 다른 사람과 비교해보니 더 많이 가졌고 인품도 좋기 때문에 훌륭하다고 말할 수는 없다는 것이다. 그렇다면 진정으로 훌륭한 사람은 누구일까? 지난날의 자신에 비해 향상된 사람이 진정 훌륭한 사람이다. 이것은 남과 비교해서 되는 것이 아니다. 자신의 옛 모습에서부터 점점 발전하는 사람이야말로 훌륭한 사람이다.

이 대학은 분명히 학생들이 자신의 미래를 준비하는 곳이다. 이곳은 시간과 경제 그리고 젊음을 투자하는 곳이다. 그렇다면 학생의 현재의 삶이 예전보다 성숙한 변화를 경험하는가?라고 다시 모든 학생들에게 질문을 던진다. 이전보다 자신이 더 발전했는가? 이 질문에 자신감 있게 "예"라고 대답하기를 망설인다면, 오늘부터 새로운 마음으로, 새로운 각오로 출발해야 한다. 이곳은 바로 여러분들의 미래를 꿈꾸는 곳이다. 교육의 힘은 변화와 발전이 생명이다. 만약 미래를 향한 열정이 없다면, 다가올 자신의 미래 앞에 빼앗긴 시간이 된다.

21세기는 필연적으로 지식을 기반으로 국가의 경쟁력이 결정된다고 볼 때 이러한 경쟁력은 대학에서 비롯된다. 대학이 변하지 않으면 국가의 경쟁력도 떨어지게 되고 대학도 살아남을 수 없다. 올바른 대학이야말로 우리가 살아남을 수 있는 유일한 길이다. 이제 선택은 자유다. 대학이 먼저 변해야 한다. 대학을 이끌고 가는 구성원 모두가 개인의 욕심이나 이기심을 버릴 때, 그 대학의 질은 향상된다. 성공적인 대학은 대학 구성원 모두의 몫이다. 그리고 학생들이 졸업식 때 스스로 자부심을 느낄 수 있는 대학이 되었으면 한다.

지난 6월, 마지막 강의에서 학생들과 다음과 같은 이야기를 나누었다.

학생들은 젊음과 청춘을 마음껏 구가하는 힘이 있다. 그리고 젊음은 청춘의 아름다움과 활력이 존재한다. 늘 자기 자신에게 주어진 젊음과 청춘에 대해 소중함을 항상 잊지 말기를 소망한다. 톨스토이의 [세 가지 질문]이라는 단편 소설이 있다. 이 소설은 우화 형식으로 쓰여 진 글이라 가볍게 누구에게나 읽기 쉽지만, 그 안에서 시사하는 중요한 세 가지는 결코 가볍지 않다.

"가장 중요한 시간이 언제인지?"
"가장 중요한 사람이 누구인지?"
"가장 중요한 일이 무엇인지?"

여러분 스스로에게 이 세 가지 질문을 던져 보기 바란다. 그렇지 않으면, 젊음은 또 다시 여러분 앞으로 찾아오지 않는다는 것을 잊지 말아야 한다. 자신에게 다가 온 하루를 소중하게 보내기 바란다.

사랑하는 학생 여러분,

여러분들은 대한만국의 미래이자 희망이다. 만약 여러분들이 건강하지 않으면, 대한민국의 미래는 암울하다. 이 강의는 여기서 종강이 아니다. 지금부터가 [시작]이길 바란다. 모두 힘을 모으고 서로 도우며, 그리고 여러분들이 속해 있는 이 나라, 이 대학 미래에 대해 더 깊이 생각해 보자. 마지막 강의를 이렇게 마무리하고 학생들의 박수소리에 울컥하는 마음이 생겨, 그 모습을 감추느라고 먼 곳을 응시하고 마쳤다.

나는 지금까지 살아오면서 한 가지 확실한 믿음은 "꿈은 반드시 이루어진다"라는 것이다. 이 세상 사람들은 꿈을 이루기를 소망한다. 꿈은 결코 우연히 얻어지는 것은 아니다. 어떻게 생각하고 행동하느냐에 따라서 삶의 방향이 확연하게 달라진다. 아무리 힘든 일도 간절히 생각을 가지고 차근차근 추진한다면 반드시 그 목표에 도달할 수 있다. 그러나 "나는 안 돼, 할 수 없어,"라고 포기하는 사람은 정말로 아무 것도 할 수 없다. 포기하지 않는 꿈은 기적을 만들어 낸다. 우리들의 삶에 처해 있는 모든 역경을 도약의 기회라고 생각하면, 그 꿈은 위대하게 성취된다. 그 역경의 정도가 심하면 심할수록, 그 가치는 크게 다가온다.

오랜 여정동안 여러분들과 함께한 시간에 대해에 대해 감사함을 느끼면서........

부록

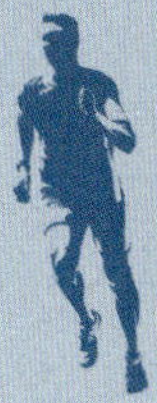

한국인의 Wellness에 대한 생활양식 측정도구(Korean Wellness Life style Scale)

이 측정도구는 2001년도 한국연구재단(구, 한국학술진흥재단) 연구비에 의해 완성된 도구입니다. 지금부터 여러분 자신이 각 영역별 Wellness를 측정하여 보시기 바랍니다. 유익한 측정이 될 수 있도록 한 문항도 빠뜨리지 마시고 체크해 보기 바랍니다. 이 Wellness측정도구는 5점 척도입니다. 다음과 같이 각 문항별 1번에서 5번 사이의 해당하는 곳에 그 점수로 계산하면 각 영역별 점수가 됩니다. 측정된 문항별 점수를 계산하여 자신의 점수가 어느 정도인지 확인해 보시기 바랍니다. 점수 계산방법은 아래에 설명되어 있으니 잘 숙지하여 자신의 점수가 어느 정도인지 확인하여, Wellness의 새로운 계획을 세워 나가기 바랍니다.

신체적 건강영역

	전혀 아니다 1	아니다 2	보통 이다 3	그렇다 4	매우 그렇다 5
01 나는 일주일에 적어도 3회 정도 약 20분 이상 운동을 한다.					
02 나는 운동을 즐기는 편이다.					
03 격심한 운동을 할 때 준비운동과 정리운동을 철저히 한다.					
04 일주일에 근육단련 중심 운동을 최소 2회 이상 한다.					
05 나는 나이 수준의 체력 보다 우수한 편이다.					
06 나는 운동을 계획적으로 실시하는 편이다.					
01 나는 소식하는 편이다.					
02 나는 매일 지방 음식의 섭취량을 제한하는 편이다.					
03 나는 음식을 처음 맛보기 전에 설탕이니 소금의 첨가를 삼가는 편이다.					
04 나는 식사시간을 규칙적으로 유지한다.					
05 나는 내 몸에 필요한 칼로리(Kcal)보다 더 많이 섭취한다.					
01 나는 담배를 피우지 않는다.					
02 나는 카페인 성분의 음식을 피한다.					
03 나는 음주를 금하거나 약간 마시되 그 양을 철저히 제한한다.					
01 나는 비처방 약물을 복용하지 전 용법・용량 등의 표시사항을 철저히 읽는다.					
02 나는 처방 약을 복용하기 전 약품의 내용에 대해 충분히 질문한다.					
03 나는 항생제 약품을 쉽게 복용하지 않는다.					

점수 :

※ 체크표에서 청색글 항은 역코딩하는 항목입니다.

사회적 건강영역

	전혀 아니다 [1]	아니다 [2]	보통 이다 [3]	그렇다 [4]	매우 그렇다 [5]
01 나는 자주 불우한 환경에 놓여 있는 사람들을 위해 약간의 기금을 보낸다.					
02 나는 자선 단체에 봉사하고 있다.					
03 나는 학교에 봉사하고 있다.					
04 나는 지역사회에 봉사활동을 하고 있다.					
01 나는 공중도덕을 잘 지키는 편이다.					
02 나는 남을 돕는 일이 즐겁다.					
03 나는 내 주장 외에 타인의 의견을 존중하는 편이다.					
01 가족과 좋은 관계를 가지고 있다.					
02 친구나 직장 상사 혹은 동료들과 많은 대화를 나누는 편이다.					
03 일주일에 한번 정도 즐거운 일을 위해 나만의 시간을 갖는다.					

점수 :

정신적 건강영역	전혀 아니다 1	아니다 2	보통 이다 3	그렇다 4	매우 그렇다 5
01 나는 나의 영적인 삶으로부터 힘을 얻는 편이다.					
02 나는 매일 성취하기 위한 생활목표를 설정한다.					
03 나는 지금의 노력으로 미래를 기대하며 살아간다.					
01 나는 나의 인생에 대해 가치와 신념이 무엇인지 알고 있다.					
02 나는 다른 사람의 가치관이나 신념에 대해 관대한 편이다.					
03 인간은 나의 삶의 중요한 부분이다.					
01 나는 나의 생활에 보람과 기쁨을 느낀다.					
02 나는 일, 가족, 사회에 대해 애정을 가지는 편이다.					
03 나는 내가 하는 일에 긍지를 느끼는 편이다.					

점수 :

지적 건강영역	전혀 아니다 1	아니다 2	보통 이다 3	그렇다 4	매우 그렇다 5
01 나는 나의 건강의 문제가 있는 경우나 의료처방에 의문이 생기면 조언을 얻는 편이다.					
02 나는 병원에 방문할 때 내가 질문하고자 하는 사항을 챙기는 편이다.					
03 나는 의료 검진 전에 그 검진의 위험과 이점에 대해 충분히 질문한다.					
01 나는 자기 개발에 꾸준히 노력하는 편이다.					
02 나는 지식 습득을 통하여 나의 세계관을 넓히는 편이다.					
03 나는 가족의 병력에 대해 관심을 가지는 편이다.					
01 나는 교육이 보다 나은 나의 삶에 도움이 된다고 느낀다.					
02 나는 단지 배우는 것에 관심이 있다.					
03 나는 다른 사람들의 의사나 혹은 견해를 존중하는 편이다.					

점수 :

정서적 건강영역	전혀 아니다 1	아니다 2	보통 이다 3	그렇다 4	매우 그렇다 5
01 나는 내 자신과 삶에 대하여 긍정적인 편이다.					
02 나는 어려울 때나 기쁠 때와 같은 삶의 기복에 대처하는 능력이 있다.					
03 나는 일이 잘못된 경우 타인에게 그 원인을 돌리는 것보다 내 자신에게 책임을 느끼는 편이다.					
04 나는 좌절된 일에 있어 쉽게 극복하는 편이다.					
01 나는 신경질적이고 참을성이 없는 경향이 있다.					
02 나는 화가 났을 때 감정이 밖으로 표출되는 편이다.					
03 나의 의견이 상반되는 상황에서 화를 잘 내는 편이다.					
01 나는 타인의 충고에 대해서 관대한 편이다.					
02 나는 긍정적인 사고를 가지고 있다.					
03 나는 웃는 일이 쉽다는 것을 안다.					

점수 :

※ 체크표에서 청색글 항은 역코딩하는 항목입니다.

❄❄❄각 영역별 계산방법❄❄❄

각 문항의 점수는 최하점은 1점부터 최고점 5점으로 구성되어 있습니다.

계산방법은 각 Wellness 영역별 적용하는 점수가 각각 다르다는 것을 잊지 말기 바랍니다.

- 첫째 **[신체적 Wellness 점수]**의 계산은,
  신체적 영역에서 체크된 모든 점수를 합산한
  점수×1.177=신체적 Wellness의 점수입니다.
  예 만약 80점을 받았다면 80×1.177=94.16입니다. 만약 51점이라면, 51×1.177=60.027 그러므로 60점에 해당합니다.

- 둘째, **[사회적 Wellness 점수]**의 계산은,
  사회적 영역에서 체크된 모든 점수를 합산한
  점수×2.0=사회적 Wellness의 점수입니다.
  예 만약 30점을 받았다면 30×2.0=60점입니다. 만약 50점이라면, 50×2.0=00점입니다. 그러므로 100점에 해당합니다.

- 셋째, **[정신적 Wellness 점수]**의 계산은,
  정신적 영역에서 체크된 모든 점수를 합산한
  점수×2.23=정신적 Wellness의 점수입니다.
  예 만약 27점을 받았다면 27×2.23=60,21점입니다. 그러므로 60점에 해당합니다. 만약 45점이라면, 45예2.23=100.35점입니다. 그러므로 100점에 해당합니다.

• 넷째, [**지적 Wellness 점수**]의 계산은,
지적 영역에서 체크된 모든 점수를 합산한
점수×2.23=지적 Wellness의 점수입니다.

㉮ 만약 27점을 받았다면 27×2.23=60.21점입니다. 그러므로 60점에 해당합니다. 만약 45점이라면, 45×2.23=100.35점 입니다. 그러므로 100점에 해당합니다.

• 다섯째, [**정서적 Wellness 점수**]의 계산은,
정서적 영역에서 체크된 모든 점수를 합산한
점수×2.0=정서적 Wellness의 점수입니다.

㉮ 만약 30점을 받았다면 30×2.0=60점입니다. 만약 50점이라면, 50×2.0=100점입니다. 그러므로 100점에 해당합니다.

• 또 다른 간편 계산 방법은 각 영역별 체크된 점수를 합산한 점수/문항수를 나누게 되면 평균 점수가 나타나게 됩니다. 예를 들면 평균 점수가 3.0에 가까우면, Wellness의 각 영역 별 평균이 5.0에 가까우면, 매우우수 합니다.
4.0에 가까우면 우수한 편입니다.
3.0에 가까우면 보통 수준입니다.
2.0에 가깝다면 노력을 해야 하는 수준입니다.
1.0에 가깝다면 매우 노력을 해야 하는 점수입니다.

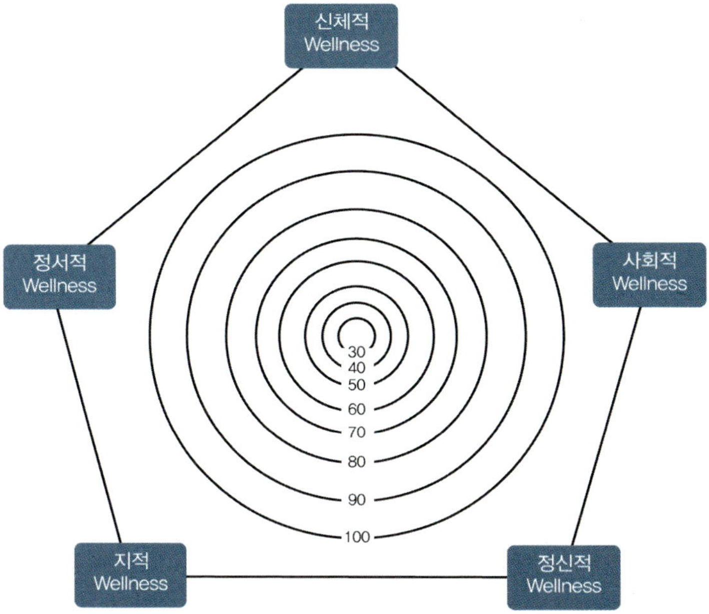
신체적
Wellness
사회적
Wellness
정신적
Wellness
지적
Wellness
정서적
Wellness
30
40
50
60
70
80
90
100

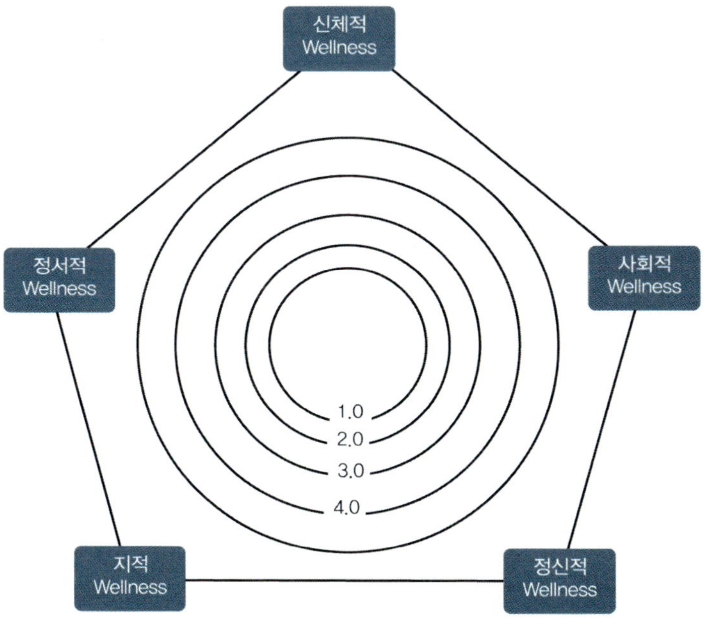
신체적
Wellness
사회적
Wellness
정신적
Wellness
지적
Wellness
정서적
Wellness
1.0
2.0
3.0
4.0

저자 소개

김상국(세종대 체육학과 교수)

포항고, 용인대 유도학과 졸업, 미국 Springfield College 석사학위와 Columbia Universirty 사범대학원에서 교육학 박사

[주요경력]
세종대학교 체육부장, 학생지원처장/ 한국체육학회 총무이사. 국제이사, 학술이사, 학술위원장, 2002년 부산아시안게임 및 2003년 대구 유니버시아드대회 학술집행위원/ 한국산업보건안전공단 자문위원, 국민건강보험관리공단 자문의원/ 대한체육회 편집위원/ 서일대학 관선이사, 염광학원 감사/ 국민건강증진연구소 소장

김상국교수는 미국 Columbia 대학교에서 교육학 박사학위를 취득 후 세종대학교 체육학과 교수를 재직하고 있다. 김교수는 Wellness를 우리나라에 최초로 소개했으며, 특히 자동차 산업노동자들의 건강증진 운동을 펼치기도 하였다. 최근 온라인 교양강좌를 개설하고, 현재 서울권역 e-러닝센터(한양대본부)에서 [Wellness와 삶의 질]이란 교양강좌를 2012학년도부터 현재까지 서울권역 대학생들을 위해 강의하고 있다. 이 강의는 5년 연속 우수 강의 상을 수상했다. 2018년 3월에 「디지털 시대의 Wellness」 상·하권을 한국연구재단의 후원으로 전자출판을 했다. 김교수는 2016년 마르퀴즈 후즈후인더월드(Marquis Who's Who in the World) 인명사전 등재되었다.

Wellness Literacy

발 행 일 • 2018년 8월 20일

저　　자 • 김 상 국
발 행 자 • 최 봉 조
발 행 처 • 진샘미디어
주　　소 • 서울시 은평구 연서로5길 28 부호아파트 102동 상가 5호
전　　화 • 02)353-4421 / FAX 02)353-4431
홈페이지 • www.jinsaem.co.kr

신고번호 • 제311-2005-000025호
I S B N • 979-11-88791-10-1　　93690

정가 18,000원